破解生命的密码——
抗氧化

孙存普　主编

山东科学技术出版社
·济南·

图书在版编目（CIP）数据

破解生命的密码：抗氧化/孙存普主编 .－－ 济南：山东科学技术出版社，2021.12（2023.6 重印）

ISBN 978-7-5723-1075-1

Ⅰ . ①破… Ⅱ . ①孙… Ⅲ . ①保健－基本知识 Ⅳ . ① R161

中国版本图书馆 CIP 数据核字(2021)第 247708 号

破解生命的密码：抗氧化
POJIE SHENGMING DE MIMA: KANGYANGHUA

责任编辑：于　军
装帧设计：李晨溪

主管单位：山东出版传媒股份有限公司
出　版　者：山东科学技术出版社
　　　　　地址：济南市市中区舜耕路 517 号
　　　　　邮编：250003　电话：（0531）82098088
　　　　　网址：www.lkj.com.cn
　　　　　电子邮件：sdkj@sdcbcm.com
发　行　者：山东科学技术出版社
　　　　　地址：济南市市中区舜耕路 517 号
　　　　　邮编：250003　电话：（0531）82098067
印　刷　者：山东彩峰印刷股份有限公司
　　　　　地址：潍坊市福寿西街 99 号
　　　　　邮编：261031　电话：（0536）8216157

规格：16 开（170 mm×240 mm）
印张：7.25　字数：105 千
版次：2021 年 12 月第 1 版　印次：2023 年 6 月第 2 次印刷
定价：58.00 元

作者名单

主　编　孙存普

编　者　（以姓氏笔画为序）

　　　　王桂森　刘福贵　彭雪芹　魏文青　魏景安

参编人员　孙延亮　陈雨欣　曹珺恺

　　自 2019 年新冠病毒横扫全球，迄今已感染 2 亿多人，造成 400 多万人死亡。国内外抗疫一线著名专家很早就呼吁，让大家适量补充维生素 C，预防和辅助治疗新冠肺炎。维生素 C 是人类发现的第一代抗氧化剂，至今抗氧化剂已发展至第四代，一代胜过一代，构成一个抗氧化剂大家族。抗氧化剂来自天然物质，我们一日三餐的食物中都含有多种抗氧化剂，抗氧化剂构成了我们身体强大而复杂的健康保护屏障。

　　在现代生活中，对人类生命构成威胁的有衰老、慢性病、辐射损伤、病毒感染四大因素，已是人人无法摆脱的困扰。2016 年中共中央、国务院发布了《"健康中国 2030"规划纲要》（以下简称《纲要》），随后成立了国家健康行动委员会，大力推动《纲要》的实施。《纲要》的核心是完善全民医保体系，实现全国健康模式由治疗为主，向预防和保健为主转化。人们往往忽视疾病预防和身体保健，不重视治未病、治将病，等到患病后再求助医生或住院治疗。大多数医院以西医为治疗手段，依靠全方位体检，用手术刀和化学药治疗疾病。医院越建越多、越建越大，治疗费用越来越高，患者和国家已不堪重负。鉴于医疗保障体系这种情况，国家决定将预防保健、中医中药作为发展重点，提高全民健康素质，治未病、治将病，力争不得病、少得病、晚得病，让千家万户过上健康快乐的生活。

　　本书揭示了人体无时无刻地被氧化的生命规律，探索了抗氧化剂增强人体免疫力，提高人的疾病自愈力，在体内发挥抗氧化的作用机理。倡导了"四抗"健康工程，用生命科学研究成果普惠众生，创造生命延续新奇迹。

从维生素 C 到虾青素，不断研发出抗氧化性能越来越好的新型抗氧化剂。第四代抗氧化剂——虾青素受到人们的广泛重视。由于虾青素呈现红色，化学性能和生物功能优越，被称为"红色奇迹"。

以前虾青素产品主要来自国外，是浓缩提取天然雨生红球藻中的有效成分而制成。近年来，国内生产和销售虾青素的企业如雨后春笋般兴起，有优有劣，不免出现了鱼龙混杂的乱象。出版本书的另一目的，也是让人们真实了解抗氧化剂的由来和功效，促进制订一系列的抗氧化剂标准，为国内抗氧化剂市场正本清源、去粗取精。

南极磷虾是南极海域的野生物种，体内富含磷脂、不饱和脂肪酸、生物肽和虾青素。海藻苷肽是从野生海藻中提取的浓缩苷肽络合物，经过 20 多年的试验研究，发现了其广泛的生物活性功效，如抗病毒。

我们的抗氧化剂研究方向是二合一、三合一、四合一，形成强大的复方抗氧化剂体系（如中药的"君臣佐使"处方）。复方抗氧化剂将在人体内产生强大、全面的抗氧化作用。人类生命的终极目标——颐养天年、无疾而终也将成为可能。科学研究无止境，抗氧化剂将不断推陈出新，性能更好、效果更强。

孙存普

目 录

| 一、百病祸首——自由基 |

1. 什么是自由基?

　　我们知道人体是由分子和原子构成的,分子或原子的轨道上有成对的电子,从而维持分子的稳定性。当一个原子稳定的结构被外力打破,缺少了一个电子时,自由基就产生了。活泼的自由基马上去寻找能与它结合的另一半,得到或失去一个电子,再次恢复平衡,变成稳定结构。

　　我们的身体每时每刻都处于新陈代谢中,进行着能量转换,而负责传递能量的"搬运工"就是自由基。当这些自由基在身体里有序工作时,它们对生命是无害的。如果自由基的活动失去控制,生命的正常秩序就会被破坏,疾病可能就会随之而来。所以说认识自由基,了解自由基在人体内的作用,对维护身体健康十分必要。

　　人体内过剩的活泼自由基,就像是惹是生非的"流浪汉",是制造各种疾病的罪魁祸首。

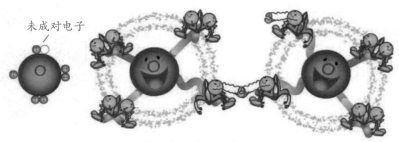

未成对电子

不成对电子基团非常活跃！
容易攻击其他物质细胞，夺走其外围电子，从而达到自身稳定。

活泼的自由基

2. 人体内的自由基是从哪里来的？

（1）生理代谢：人体在新陈代谢过程中会不断产生自由基，正常的生理过程（如消化、呼吸、免疫）都能产生自由基。

（2）环境污染：我们的生存环境中存在各种化学污染物，如空气中的 $PM_{2.5}$、二氧化硫、二氧化氮、臭氧，机动车的尾气，厨房里的煤气，烹饪的油烟，室内装修材料中的甲醛、苯等，这些有害物质会显著增加人体自由基的数量。

农药、化肥、化工厂排放的有毒废水，严重污染的土地和水源，都会刺激我们机体产生大量的自由基。

生活中无处不在的辐射线，如手机、家电、X 线透视、放射诊断与治疗等都有射线，射线是产生自由基的重要因素。阳光中的紫外线有很强的杀菌能力，这是对人体有益的一面，但经常接受紫外线照射会增加皮肤自由基的产生，这些自由基是导致皮肤癌的直接原因。

（3）不良生活方式：

①吸烟：吸烟产生的焦油和烟雾中存在大量自由基。人每吸一口烟，会产生 2 000 万亿个自由基，可以直接或间接攻击细胞，引起细胞和组织氧化损伤。

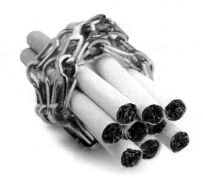

②服药：大多数药物通过肝脏代谢，有毒副作用和过敏反应，会产生更多的自由基，引起肝细胞损伤。

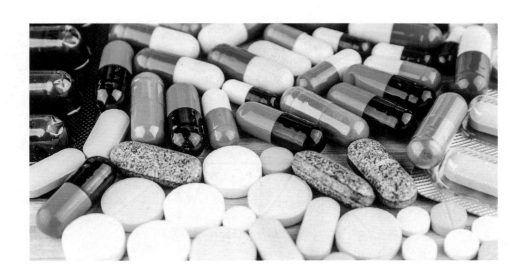

③高强度运动：人体在运动时需要更多的能量支持，机体对氧的摄取和消耗都会增加，体内自由基也将成比例增加。如果过量运动，就会导致人体内自由基过多，造成氧化损伤，因此，职业运动员应适量补充抗氧化剂。

④精神压力大：精神压力也是促进自由基产生的原因之一。人长期处于精神紧张状态，体内高活性自由基如活性氧簇（ROS）和活性氮簇（RNS）产生过多，会破坏脑组织细胞膜糖类、不饱和脂肪酸、蛋白质、遗传物质、线粒体等，进而损伤神经元。因此，我们要学会调适心理，释放压力。

（4）细菌与病毒：当细菌或病毒侵入人体时，会立即引起生理性免疫反应，调动体内的免疫细胞和免疫因子，包围入侵的异物。白细胞、巨噬细胞等释放大量自由基，如同枪炮射出子弹和炮弹，杀死这些异物，我们称为呼吸爆发。

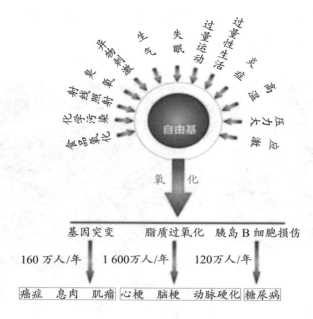

无处不在的自由基

3. 自由基在人体内是一把"双刃剑"

　　自由基是人体正常的代谢产物，始终处于产生与消除的动态平衡中。在正常情况下自由基有一定的生理作用，可以帮助传递维持生命的能量，促进细胞杀灭细菌，消除炎症，分解毒物等。一旦自由基数量过多，就会破坏细胞结构，引起脂质过氧化，干扰人体代谢生理活动，引发疾病。

自由基是怎么破坏人体细胞的？

夺走其外围电子，从而达到自身稳定。

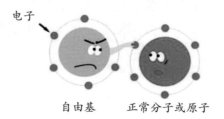

自由基　　　　正常分子或原子

自由基在人体内是一把"双刃剑"，在正常情况下是对人体有益的。当自由基产生过量或失去控制时，它就会在身体内到处滋事，并连锁引发更多自由基的产生，扰乱生命的和谐，成为健康的杀手。

自由基对人体细胞的破坏

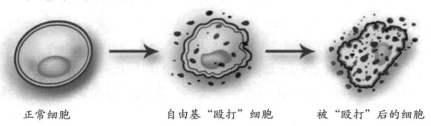

正常细胞　　　　　自由基"殴打"细胞　　　　被"殴打"后的细胞

4. 什么是衰老？

衰老的定义是，生物体（包括植物、动物和人类）生长发育达到成熟期以后，在形态结构和生理功能方面出现的一系列慢性、进行性、退化性变化，导致机体适应和储备能力日趋下降。衰老是生命过程中的必然规律，包括生理性和病理性的。生理性衰老是随着年龄增长必然出现的退变现象，病理性衰老是由各种疾病引起。

5. 为什么自由基是人体衰老的根源？

长期以来人们一直在寻找衰老的根源，至少有40多种学说、假说、推论等，可谓众说纷纭。其中，衰老的自由基学说被大家普遍认可。该学说是 Denham Harman 在 1956 年提出的，认为衰老过程中的退行性变化，是由于细胞正常代谢产生的自由基造成的。自由基学说可以解释，为什么自由基抑制剂和抗氧化剂可以延长细胞的寿命；机体对自由基的清除能力随年龄的增长而减弱；脊椎动物寿命长的，体内的自由基产生率低。

自由基导致人体衰老的根源在于：

（1）形成脂褐素：过量自由基会氧化细胞膜的不饱和脂肪酸，引起脂质过氧化，交联、聚合成脂褐素。脂褐素堆积在细胞内，阻止细胞内物质和信息的传递。脂褐素在皮肤细胞中堆积，形成老年斑；在脑细胞中堆积，则会引起记忆减退或智力障碍，甚至阿尔茨海默病；在心肌细胞中堆积，心脏功能减退；胶原蛋白聚合，则引起皮肤失去张力和弹性，皱纹增多，以及老年性骨质增生。这些都是衰老的基本特征。

（2）引起线粒体DNA（mtDNA）突变：人类mtDNA呈环状双链超螺旋，存在于线粒体基质中。mtDNA片段缺失或点突变，可导致机体老化、心肌缺血、心衰等。衰老心肌中mtDNA片段缺失和氧化磷酸化（OXPHOS）中酶活性下降，可导致自由基介导的脂类过氧化反应加速，形成动脉粥样硬化斑块。

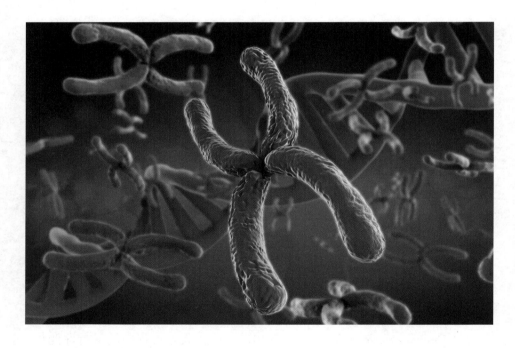

（3）诱导细胞凋亡：体内的氧自由基主要产生于代谢活跃的脑细胞、神经细胞、心肌及内分泌细胞，自由基过度堆积，通过氧化作用攻击生命大分子物质，导致这些组织细胞内DNA、蛋白质、脂膜的损伤，诱导细胞凋亡，加速机体老化。

（4）减少蛋白质合成：自由基作用于核酸，使其氧化和交联，发生断裂、突变，从而严重影响蛋白质遗传信息的正常转录和翻译，使蛋白质表达量降低，甚至消失，或者产生突变蛋白质。蛋白质合成减少，正是老年性记忆减退、智力障碍及肌肉萎缩的重要原因。

6. 什么是慢性病?

"慢性病"是一个家喻户晓的词了，这不奇怪，慢性病是目前中国成年居民最主要、最严重的健康问题，主要包括高血压、高血脂、冠心病、动脉粥样硬化、糖尿病、脂肪肝、高尿酸或痛风、慢性阻塞性肺病、肾功能不全等。慢性病的全称是"慢性非传染性疾病"，其中以高血压、高血脂、高血糖、高尿酸、肥胖等最常见，所以慢性病有时也被笼统地称为"三高""五高"等。有些争议的是，肿瘤（癌症）也是一种慢性病。

（1）慢性病十分常见，几乎每个家庭都有。中国成年人高血压患病率超过 25%，高血脂 40%，糖尿病 10%，脂肪肝 20%~30%。年轻人患慢性病率也不断增加。在 60 岁以上老年人中，高血压患病率超过 50%，平

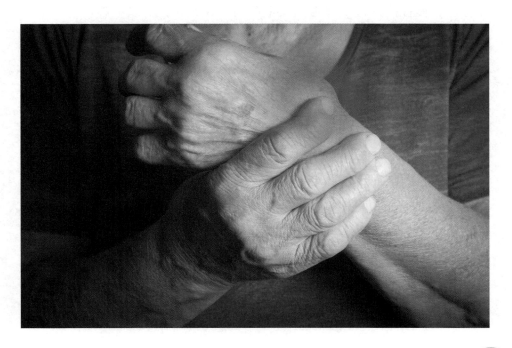

均两个老人就有一个高血压患者。

（2）慢性病经常表现为"一人多病"。日常中经常看到一个人患有高血压、高血脂、糖尿病、脂肪肝、痛风等几种慢性病。这是因为这些慢性病可能有共同的病因，如遗传、胰岛素抵抗和生活方式不良等。

（3）人类慢性病大多与生活方式不健康有关。慢性病是伴随着生活水平提高而来的，也被称为"富贵病""文明病"。但富裕并不是这些慢性病的原因，肥胖、能量过剩、营养失衡、久坐、缺乏运动、精神压力大等，才是慢性病共同的"罪魁祸首"。

（4）慢性病慢性形成，急性发作或致死。慢性病是缓慢形成的，一般要经过数月、数年、数十年的发展，但最后往往是急性发作，甚至致死。比如高血压、高血脂、高血糖、动脉粥样硬化等会让人习以为常，但脑卒中（脑出血）、心肌梗死、尿毒症、癌症晚期等则令人心有余悸，却不知后者只不过是前者的急性发作而已，前者是"因"，后者是"果"。不重视前者，不解决前者，迟早会招致后者。

防控好慢性病，是人长寿的关键。调查表明，86% 的中国成人死于慢性病，慢性病是过早夺走国人生命的主要敌人，所以不难理解，主动预防慢性病，科学控制和治疗慢性病，是人实现健康长寿、无疾而终的关键。

7. 为什么自由基是人患慢性病的元凶？

学者雷·D·斯全德博士通俗而形象的比喻，可以进一步帮助我们看清自由基的狰狞面目。"我们身体的每个细胞都有一种称为线粒体的熔炉，想象一下，你坐在熊熊燃烧的温暖炉火前，大多数时候它都烧得很安全、很平静，但是偶然也会蹦出一个炉渣，落在你的地毯上，并在上面烧出一个小洞。仅一个炉渣不会带来太大的威胁。但是，如果这种炉渣是月复一月、年复一年地蹦出，你炉子前面的地毯就会变得千疮百孔。从炉火中蹦出的煤渣代表自由基，地毯则代表你的身体。"

一旦自由基过多，超过人体正常防御的能力，就会产生自由基连锁反应。那些较活泼、带有不成对电子的自由基性质不稳定，具有抢夺其他物质的电子，使自己原本不成对的电子变得成对（较稳定）的特性。自由基会氧化蛋白质、碳水化合物、脂质等细胞基本构成物质，而成为新的自由基，形成连锁反应。在不断恶性循环下，人体的功能逐渐失控，各种疾病就乘虚而入。

综合来说，过多的自由基成为坏分子时，它会以各种手段对人体造成氧化损害。

（1）伤害细胞的遗传因子 DNA。

（2）破坏不饱和脂肪酸，引起脂质过氧化损伤。

（3）破坏蛋白质分子、氧化体内酶，干扰其活性。

（4）刺激单核细胞及巨噬细胞，使它们释放炎性因子，引起炎症反应。

（5）攻击人体的牙周组织，分解破骨细胞和骨界面的骨基质。

（6）引起细胞的病变与死亡，造成人体老化。

（7）损伤心血管组织。

8. 自由基导致的人体主要疾病有哪些?

据研究，人类有 100 余种慢性退行性疾病与自由基的损害有关，如肿瘤、糖尿病、高血脂、高血压、老年性慢性支气管炎、白内障、动脉粥样硬化、心脑血管病、红斑狼疮、关节炎、阿尔茨海默病、帕金森综合征等。

（1）自由基与炎症：当有病毒或细菌入侵人体时，免疫细胞（如白细胞）会制造大量的自由基来消灭外来的病菌。但是，过量的自由基除了杀死病毒和细菌外，也进攻白细胞本身，造成其大量死亡，引起"呼吸爆发"，诱发炎症。

第一，炎症的发生，是先发生生理性炎症——正常的免疫反应，消灭入侵的异物，保护健康；当炎症持续发生，产生过量的自由基，则由生理性炎症转变为病理性炎症，伤害正常的细胞，损害人体健康了。

第二，炎症分为有菌性和无菌性两种。有的炎症是由于细菌和病毒侵入身体引起的，如肺炎。非细菌和病毒侵入身体引起的炎症，如关节炎。两种炎症都是由于过量自由基引起的，与自由基损伤正常的细胞和组织有关。

当前正在蔓延的新冠肺炎，就是由于呼吸爆发产生大量异常的自由基，如不控制，就会使肺泡充满大量黏液，造成人窒息死亡。

综上所述，自由基就是引起人体病理性炎症的"罪魁祸首"。

（2）自由基与癌症：正常细胞发生癌变，必然经过一个诱发过程。首先，许多致癌物在体内代谢活跃，会形成自由基。这些自由基攻击细胞核 DNA，从而导致细胞发生畸变、突变。

例如，白血病患者在化疗过程中，由于药物毒性导致细胞内产生大量的自由基，这往往会引起骨髓损伤、白细胞减少，被迫减少药量或停止化疗。若使用自由基清除剂，则可防止骨髓进一步受到氧自由基的破坏，加速骨髓和白细胞量的恢复，有利于化疗的继续。因此，预防和治疗癌症，

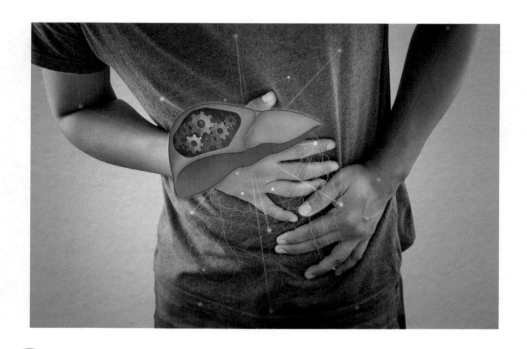

都必须清除自由基。

（3）自由基与心脑血管疾病：自由基引起脂质过氧化，导致动脉粥样硬化，诱发心血管疾病。当人体内的胆固醇碰上自由基，就是动脉硬化的开始。低密度脂蛋白（LDL）很容易被自由基氧化，变成泡沫细胞。这些泡沫细胞会附着在我们的血管壁上，就像水管里的污垢。日积月累，这层粥状的污垢越积越多，体积也越来越大，累积到一定程度，就会像山崩一样破裂成碎片，与血管脱离。这些碎片会凝聚、堆积、阻碍血液的流动，形成血栓。血栓会将血管阻塞，如果发生在供应心脏血管的冠状动脉，就是冠心病；如果发生在脑部，就会造成中风。

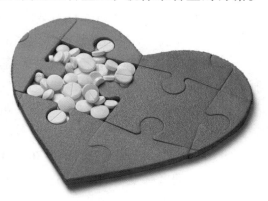

（4）自由基与糖尿病：我们知道，胰脏中的 β 细胞会分泌胰岛素，帮助血液中的葡萄糖进入细胞中，转换成组织运作所需要的能量，或将多余的糖分储藏在肝、肌肉或脂肪细胞中。一旦 β 细胞被自由基氧化，积累到一定量时，β 细胞即失去分泌胰岛素的能力。同时自由基能促进糖尿病及其并发症的发生、发展。

（5）自由基与缺血后重灌注损伤疾病：缺血所引起的组织损伤是发生致死性疾病的主要原因，如冠状动脉硬化与中

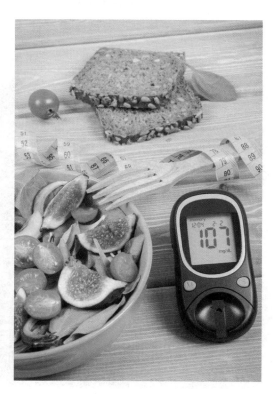

风。许多证据证明，仅仅缺血还不足以导致组织损伤，而是在缺血一段时间后又突然恢复供血，也就是重灌注时才出现损伤。缺血组织重灌注时造成的微血管和实质器官的损伤，主要是由活性氧自由基引起的，这已在多种器官中得到证明。在创伤性休克、外科手术、器官移植、烧伤、冻伤和血栓等血液循环障碍时，都会出现缺血后重灌注损伤。

在缺血组织中，具有清除自由基作用的抗氧化酶类合成能力发生障碍，从而加剧了自由基对缺血后重灌注组织的损伤。

（6）自由基与肺气肿：肺气肿的特点是细支气管和肺泡管被破坏，肺泡间隔面积缩小，以及血液与肺之间气体交换量减少等。这些病变起因于肺巨噬细胞受到自由基侵袭，释放了蛋白水解酶类（如弹性蛋白酶），导致肺组织的损伤。

吸烟很容易引起肺气肿，原因在于香烟烟雾诱导肺部巨噬细胞的集聚与激活。吸烟者肺支气管肺泡洗出液中嗜中性白细胞内的水解蛋白酶活性高于不吸烟者，洗出液中白细胞产生的氧含量也远高于不吸烟者，由此可见，香烟及其他污染物可诱发肺气肿。

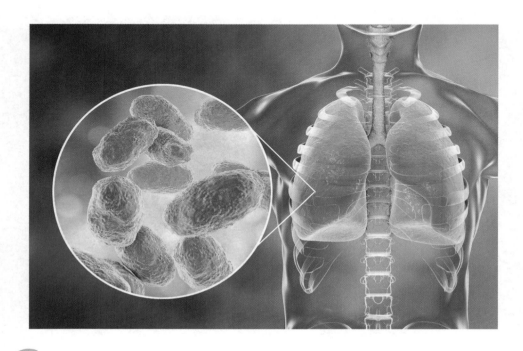

（7）自由基与眼病：老年性眼病，特别是白内障与自由基反应有关。研究表明，随着老年人机体衰老，眼球晶状体中自由基清除剂的含量与活性降低，导致对自由基侵害的抵御能力下降。白内障的起因和发展，与自由基对视网膜的损伤，对晶状体组织的破坏有关。

角膜受自由基侵袭，内皮细胞破裂，细胞通透性功能出现障碍，引起

飞蚊症、夜盲症、白内障、视网膜病变、青光眼、老花眼

自由基使晶状体混浊，血管内物质沉积在视网膜上

过敏性鼻炎、气管炎及哮喘病

自由基使免疫细胞释放过敏物质，引发过敏

易患感冒、易患流行性疾病、抵抗力差

自由基破坏免疫细胞，使免疫力降低或丧失

糖尿病及并发症

自由基破坏胰岛细胞，胰岛素分泌功能减弱

前列腺、宫颈炎、痔疮

自由基破坏泌尿系统组织，使细胞老化

痛风、水肿、静脉曲张等静脉病变

自由基使血管透性改变，血液中液体渗出

记忆力减退、脑中风、阿尔茨海默病

自由基细胞受损，脑血管硬化

皮肤干燥、皱纹、老年斑

自由基使上皮细胞受损，褐色素沉淀

冠心病、心绞痛、心肌梗死等心血管疾病

自由基攻击脂类物质，产生过氧化物质，沉积在血管壁中，使全身动脉血管硬化

胃炎、肠炎、便秘、溃疡等胃肠疾病

自由基破坏肠胃黏膜，释放组胺类物质

癌症

自由基攻击 DNA/RNA，发生冲突

关节炎、风湿、类风湿

自由基使细胞破裂，细胞液渗到组织间缝里

自由基与人体疾病的关系

角膜水肿。

（8）自由基与色斑：自由基使胶原蛋白和弹性蛋白分解，造成皮肤松弛，出现皱纹。同时自由基可以氧化皮下不饱和脂肪酸形成类脂褐素，皮肤出现晒斑、黄褐斑、老年斑等。

（9）自由基与帕金森综合征：自由基破坏脑部细胞，使得神经传导物质多巴胺（Dopamine）缺乏（多巴胺是与运动有关的神经传导物质），会造成手不自主颤抖、肌肉麻痹、动作迟缓等帕金森综合征临床症状。

9. 自由基与新冠病毒的关系

新冠病毒在人体内致病过程分为3个阶段。

第一阶段：病毒感染。病毒入侵身体，大量增殖。

第二阶段：人体发病。人体出现发热、咳嗽、气喘、无力等症状，导致身体氧化应激反应（呼吸爆发）。体内的中性粒细胞、巨噬细胞奋起反击，人体就出现了高热炎性反应，称为生理性炎症，病毒已经被消灭的很少了。由于病毒持续伤害人体细胞，从而产生过量的自由基，造成长时间的炎症反应，成为病理性炎症，现称"免疫风暴"。

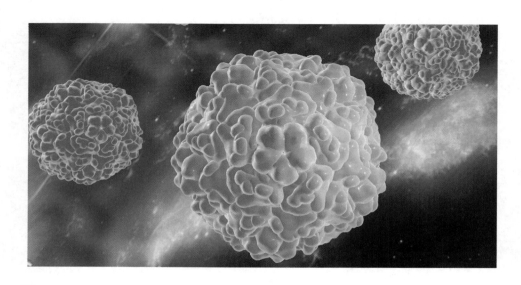

第三阶段：病毒肆虐。人体内发生了细胞与病毒的激烈抗争，各脏器受到不同程度的损伤，出现重度肺炎、肺栓塞、心衰、肾衰、肝脏损伤、脑损伤等。可见，自由基与新冠病毒致病和发展密切相关。

用抗氧化手段抑制新冠病毒的入侵，清除有害自由基，遏制呼吸爆发，控制免疫风暴，避免病情进入第三阶段，从而挽救生命，为防控新冠病毒疫情带来了新思路。

美国希望之城医学中心动物肿瘤模型实验室主任吴军教授，在新冠病毒肆虐的初期就提出自由基与新冠病毒的致病性相关联。病毒侵入人体后，免疫系统就会反击，通过发热来杀灭病毒，巨噬细胞、中性粒细胞等免疫细胞就会动员起来，释放出大量的自由基。这些自由基与细胞的蛋白质、DNA反应，导致细胞死亡、器官损害。大量服用抗氧化剂（维生素C、维生素E），可以清除自由基，保护器官免受损伤。一些中药方剂如板蓝根、金银花、小柴胡汤等也有同样效果。

哈佛医学院麻省总医院脂类医学与技术研究中心主任康景轩教授，曾在2005年、2006年两次获得诺贝尔生理学或医学奖提名。康教授指出，在抗击新冠病毒的过程中中医药发挥了重大作用，中药里有很多具有抗氧化能力的物质，可以清除自由基，对控制炎症是非常有利的。有一些中药成分还可以直接调控炎症的一些通路反应。为此，他建议除了抗病毒外，必须加强针对炎症的系统性治疗。

武汉大学药学院丁虹教授认为，目前临床对新冠病毒采用的是"攻击性"治疗方案，就是使用抗病毒药物，希望杀灭病毒。但目前并没有特效抗新型冠状病毒的药物，使用频度比较高的是"奥司他韦或阿比多尔"，这两个药是"抗流感病毒"的药物，对新型冠状病毒是否有效尚无明确证据，且会产生系列副作用。"攻击性"治疗方案的临床获益，有待考量。她建议采用"防御型鸡尾酒疗法"，用维生素C去抗氧自由基，配合甘草酸和芦丁的抗炎作用，对组织器官发挥双重保护作用。不让病毒导致的有害物质——氧自由基、炎症因子，伤害到我们的组织器官。病毒毒力是逐渐递减的，只要保证我们身体安定，病毒清除的问题交给人体的免疫系统，不必要硬碰硬，让病毒自生自灭。

总之，自由基是客观存在的，人体在无时无刻地产生自由基，也随时存在与自由基有关的致病隐患。因此，我们一方面要努力减少自由基的产生，避免自由基的损害；另一方面要想方设法提高机体抗氧化能力，增强自身的免疫力。

随着科学家们对自由基研究的日渐深入，清除自由基、减少自由基对人体危害的方法也逐渐明晰。

二、自由基的克星——"抗氧化军团"

1. 什么是抗氧化剂？

凡是能与自由基反应，使自由基还原为非自由基的物质，就是抗氧化剂。它可以抑制自由基反应，阻止自由基传播扩散。抗氧化剂是自由基的克星。

2. 在人体内抗氧化剂起什么作用？

人每时每刻都要呼吸，氧气供养人体每个细胞，产生能量，无时无刻产生氧自由基。人体内有一套抗氧化体系，由多种多样的抗氧化剂构成，自由基维持在低水平。婴幼儿和青少年时期精力旺盛、皮肤紧致，就是体内自由基处于低水平的原因。体内的抗氧化剂随时消灭产生过多的自由基，抗氧化剂就像清道夫，清除自由基垃圾，保持细胞健康，维持组织脏器正常运转。

抗氧化剂在体内有两大作用。

（1）抗氧化：随时清除体内多余的自由基，阻止自由基的破坏。

（2）抗炎症：每当细菌、病毒进入体内，必会引起身体正常的免疫反应，产生自由基，杀灭入侵的细菌、病毒，此时会出现生理性的炎症。如果不能杀灭细菌、病毒，就会形成病理性的慢性炎症，正常细胞会病变，引发各种慢性病，甚至危及生命，比如新冠肺炎。为了预防和辅助治疗新冠肺炎，世界卫生组织、国内外专家都提倡服用维生素 C，抗氧化剂可以帮助消除肺炎等病理性炎症，这是疫苗起不到的作用。

中老年人处于亚健康状态或患有慢性病时，就需要科学地、有目的地补充外源性抗氧化剂，提高人体的抗氧化能力。

3. 抗氧化剂有哪些种类？

（1）按其物理性质，抗氧化剂有水溶性和脂溶性两类。

（2）按分子结构，有生物酶类和非酶类两种。

（3）按作用部位，有预防型和阻断型两类。

（4）按来源不同，有天然的和化学合成的两种。

（5）如果一种抗氧化剂具有多种性能，就具有突出的抗氧化优势。例如，第四代抗氧化剂虾青素具有强大的抗氧化能力和抗炎效果。

三、抗氧化剂已走过四代的历程

人类寻找、研究、开发对付自由基的抗氧化剂，已有百年历史。依据发现和研发年代及其生物活性，可划分为四代，抗氧化能力不断增强，适用范围也不断增加。

当前科学家和消费者，尤其关注利用天然物质，经过非化学加工提取浓缩的抗氧化剂。

1. 抗氧化家族第一代，抗氧化"三剑客"——维生素 A、C、E

（1）维生素 A：又称抗干眼病维生素、美容维生素。1912~1914 年，维生素 A 由美国科学家 Elmer McCollum 和 M.Davis 发现，是一系列维生素衍生物，脂溶性。人体缺少维生素 A 易患夜盲症。维生素 A 在鱼肝油、动物肝脏和绿叶中存在。

（2）维生素 C：1907 年挪威人在柠檬汁中发现维生素 C，1934 年才获得纯品，水溶性，不稳定。只有新鲜的蔬菜水果，才是丰富的维生素 C 来源。人体不能合成维生素 C，必须从食物中摄取。两次诺贝尔奖得主美国科学家鲍林认为，大剂量服用维生素 C 可以预防感冒和抗病毒。

（3）维生素 E：又名生育酚，脂溶性，存在于蔬菜、豆类中，麦胚油中含量丰富。维生素 E 有抗衰老的效用。人们对维生素 E 的生理功能研究很多，维生素 E 是众所周知的抗氧化剂。

2. 抗氧化家族第二代，β－胡萝卜素、辅酶 Q_{10}，特别是超氧化物歧化酶（SOD）

（1）β－胡萝卜素：这是自然界中最普遍和最稳定的天然色素，存在于绿叶蔬菜和黄橙色水果中，越是颜色强烈的果蔬含量越多。β－胡萝卜素有许多重要的生理功能。第四代抗氧化剂虾青素本身就是 β－胡萝卜素。

（2）辅酶 Q_{10}：1957 年发现的抗氧化剂。辅酶 Q_{10} 对动脉粥样硬化的形成和发展有显著的抑制作用，有代谢性强心和逆转左室肥厚等良好效果，广泛用于辅助治疗心血管病。

（3）超氧化物歧化酶（SOD）：1968 年，美国科学家 McCord 和 Fridovich 发现了 SOD，研究了 SOD 重要的生物学功能。SOD 广泛分布于各种生物体内，是植物、动物和人体内不可或缺的，是清除体内自由基首要的抗氧化剂。

正是由于 SOD 的发现，由此诞生了一门新兴的学科——自由基生物学和医学，1985 年正式成立了自由基生物医学国际学会，1987 年我国也成立了自由基生物医学专业委员会。以中国军事医学科学院放射医学研究所方允中教授为首的团队，早在 20 世纪 70 年代就开始了 SOD 的研究和应用。

3. 第三代抗氧化剂是以花青素（OPC）为代表的黄酮类

（1）花青素（OPC）：花青素在人体的有效性是100%，服用后20分钟在人体血液中即可检出。在欧洲，OPC称为口服的"皮肤化妆品"。OPC是天然的防晒物质，可有效防止紫外线伤害皮肤。OPC还可通过血脑屏障，有效预防老年脑细胞退化（如阿尔茨海默病）。

（2）葡萄籽提取物：葡萄籽中含有人体不能合成的前花青素，具有强抗氧化能力。葡萄籽中含有许多抗氧化物质，组成了一个抗氧化家族。前花青素可帮助OPC吸收，强化抗氧化效果。

（3）蓝莓提取物：蓝莓富含OPC，超过15种，广泛应用于人体血液循环系统的保健。

（4）松树皮提取物（碧萝芷）：起源于法国，利用沿海松树皮，提取浓缩的黄酮类物质。

（5）茶多酚：又称绿茶素，是儿茶素、OPC、黄酮类等多酚类物质的复合物及其衍生物，以绿茶为原料提取而成。水溶性，易吸收，具有多种生物生理功能。在食品、医疗、日化等领域有广泛应用。

我国是产茶大国，茶多酚在抗氧化为核心的"四抗"健康工程中将会发挥重要作用。

4. 第四代抗氧化剂——虾青素

（1）虾青素在水生动植物中广泛存在。如藻类、鱼类都含有虾青素，雨生红球藻中含量高达1.5%~3.0%，称为虾青素的天然浓缩品。

（2）虾青素是近年来最引人注目的抗氧化剂。有人称，虾青素已经拥有终极抗氧化能力了，虾青素的抗氧化能力是维生素E的1 000倍，叶黄素的200倍，辅酶Q_{10}的800倍，茶多酚的200倍，OPC的700倍。虾青素与β–胡萝卜素化学结构相似，但抗氧化能力却是β–胡萝卜素的100倍。以上所列举的数据，因试验条件和方法不同而有出入，但到目前为止，虾青素的抗氧化能力是最强的。

虾青素

虾青素清除自由基

（3）虾青素具有显著的抗炎能力，号称天然绿色抗生素。与青霉素相比，虾青素抗炎无任何毒副作用，有效且安全；对自由基引起的各种慢性病均有效，光谱性强；对于非细菌、病毒、支原体引起的其他炎症仍然有效，如关节炎。

随着科学技术不断发展，抗氧化剂的研究不会达到"终极"，将会有更新、更强的抗氧化剂出现。

一、人体健康守卫者——虾青素

虾青素是一种类胡萝卜素，广泛存在于藻类、植物和动物体中。目前，天然虾青素主要来源于雨生红球藻。与常见的类胡萝卜素相比，因其特殊的化学结构而具有很强的抗氧化活性，人们称为"超级维生素E"，属第四代的天然抗氧化剂。虾青素具有抗氧化、抗衰老、抗辐射、抗病毒、抗菌消炎、抗肿瘤、预防心脑血管疾病等功能，在国际上已广泛应用于食品、保健食品、药品、高档化妆品、食用色素等领域。

自2010年国家卫生部认定雨生红球藻为新资源食品以来，国内虾青素产业得到了快速发展，市场上涌现出了大批的虾青素产品，虾青素的红色革命浪潮正席卷而至。

杰瑞德·西苏斯基（Gerald R. Cysewski, P.H.D）博士，美国微藻科学家，Cyanotech Corporation首席科学家，从事微藻研究近40年，被业内誉为"虾青素之父"。杰瑞德评价虾青素有三句话。

（1）对于世界上90%的人来说，虾青素是世界上最好的保持身体健康的"秘密武器"。

（2）天然虾青素具有的许多益处，在不远的未来必定改变世界。

（3）再过几年虾青素一定会成为家喻户晓的名词。

这三句话概括了虾青素造福世界人民的意义。

杰瑞德说："我无意抬高这一微藻，但它确实令人着迷，近40年来我终日与它为伴，但它的秘密我了解还不足30%，这个可爱的小东西身上还蕴藏着多少奥秘？

虾青素被发现至今已百余年。1938年，科学家从龙虾中首次分离出这种天然抗氧化剂并命名为虾青素。随后几十年里，对虾青素的研究成为一种风潮，世界各地科学家对虾青素的兴趣愈加深厚，研究也达到了一个新高度。

虾青素是人类对抗衰老、抗疾病的重要健康守卫使者，它清除自由基，提高人体抗衰老能力，提高人体免疫力，能够穿透血脑、血胰腺、血睾这三大人体主要屏障，因此，是可以作用于脑细胞和眼球视网膜的唯一一种抗氧化剂。它具有超强的抗氧化性，为人们解决氧化应激疾病，如糖尿病、高血压、动脉硬化、痛风等开启了全新的篇章。

20世纪70年代以来，已经有超过10万篇虾青素研究论文发表。虾青素对人类健康的重要性，促进了世界各地科学家对虾青素的深入研究。越来越多的研究表明，虾青素在眼睛、大脑、心脏、心脑血管、肠胃、防治糖尿病、抗肿瘤以及生殖方面具有重要的作用。在对抗衰老方面，更是被誉为终极营养素。"

杰瑞德曾表示，世界上没有哪一种物质能比虾青素更让他兴奋。早在1976年，他在加利福尼亚州立大学圣巴巴拉分校化学和核子工程系任助理教授时，就开始了对微藻的研究工作，并且得到了美国国家科学基金会的支持。"作为微藻领域研究组组长，来自国家的支持对我的研究工作意义重大。我们的主要目标是通过对微藻的研究，最终实现微藻（包括雨生红球藻、螺旋藻等）的产业化生产。只有这样，才能把虾青素这样的'健康使者'，带给全世界更多需要它的人们。"

科学家们迄今还没有发现哪种物质比虾青素的抗氧化能力更强，而且虾青素还具有抗炎作用，应用越来越广泛。这种被称为"绿色抗生素"的物质，将开创一个全新的应用领域。

1. 虾青素的来源和制备

（1）虾青素：虾青素的化学名称为 3，3'二羟基 –4，4'二酮基，β，β' – 胡萝卜素。虾青素易与光、热、氧化物发生作用，结构改变后降解为虾红素，特别是紫外光对其影响最为明显，连续照射约 4 小时虾青素就会完全被破坏；在 70℃以下、pH 4~7 条件下虾青素较稳定；虾青素的结晶或溶液在可见光下呈紫红色。虾青素主要以游离态和酯化态形式存在。游离态虾青素极不稳定，易被氧化，而酯化态虾青素较稳定。雨生红球藻中虾青素主要以酯化形式存在，疏水性增强。

虾青素具有特殊的分子结构，能吸引自由基未配对电子或向自由基提供电子，从而清除自由基，起到抗氧化作用。

（2）虾青素的来源：虾青素是一种必需的类胡萝卜素，是生物体的重要组成成分，人和动物不能自身合成，而只能依靠外源性补充。自然界的虾青素广泛存在于微生物（如酵母、微藻、细菌）、甲壳类动物（如虾、蟹等）、鱼类和一些鸟类的体内。研究发现，雪藻、衣藻、裸藻、伞藻等都含有虾青素，其中雨生红球藻虾青素的积累量最高。

（3）虾青素的制备：目前国内外制备虾青素的方法有很多，大体上可以分为天然提取法和化学合成法两大类。

①利用藻类提取制备：藻类广泛存在于自然界中，包括雨生红球藻、

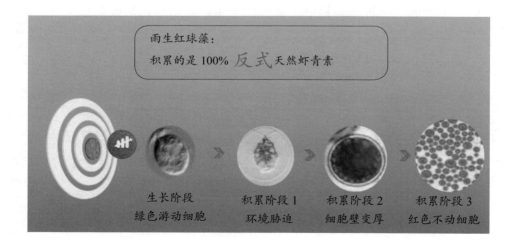

雨生红球藻：
积累的是 100% 反式 天然虾青素

生长阶段
绿色游动细胞

积累阶段 1
环境胁迫

积累阶段 2
细胞壁变厚

积累阶段 3
红色不动细胞

小球藻、硅藻、衣藻、栅藻、雪藻等。藻类细胞在一定条件下能够大量合成虾青素，用来研究提取虾青素最多的是雨生红球藻。雨生红球藻中虾青素含量达到 1.5%~3.0%，被称作是虾青素的"天然浓缩品"。雨生红球藻是公认的自然界中提取天然虾青素最好的生物来源，产品生理活性高、使用安全。美国的虾青素企业多采用开放式培育雨生红球藻，利用海水养殖，虾青素产量很大。日本企业多采用封闭式培育法淡水培育雨生红球藻。我国云南楚雄建有目前国内最大的虾青素研发生产基地，开创了利用荒山资源产业化生产雨生红球藻的新模式。

最近有报道称，中国科学院昆明植物研究所的科研人员长期致力于一种海洋微藻的研究。此研究通过代谢工程突破了微藻中虾青素制备途径的关键"瓶颈"，虾青素的产出率增长了 5 倍，从而为利用海洋微藻产业化生产虾青素奠定了理论与技术基础。

②利用酵母菌提取制备：某些真菌可以合成虾青素，如红发夫酵母、深红酵母、黏红酵母等。其中，红发夫酵母中虾青素积累量较高，是目前国内外利用最多生产虾青素的酵母菌种。它具备生长温度范围广、培养时间短、生产速度快、不需要光照等优点。但野生红发夫酵母菌种的虾青素含量比较低，不适合工业大规模生产。

③化学合成法：利用化学合成法制取的虾青素，其立体结构与天然虾青素不同，生物功能和化学性质也有一定差异，因而被禁止用作食品原料及添加剂。与天然虾青素相比，合成虾青素的着色能力和生物效价很低，生产成本也很低，目前主要被用于生产养殖红色鱼类的添加剂。

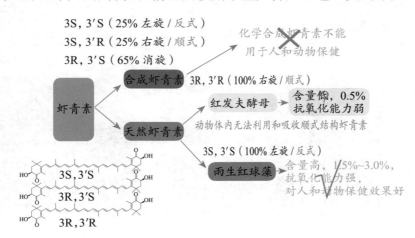

2. 虾青素的高抗氧化清除自由基能力

虾青素具有强大的抗氧化清除自由基能力，是第四代抗氧化剂。抗氧化清除自由基与人类健康息息相关。当人体受有害物质刺激时，会产生大量自由基，体内无法正常代谢，氧化与抗氧化系统失去平衡，生理功能发生紊乱，从而降低机体免疫力，会引发各种疾病。可见保持体内氧化与抗氧化平衡，是延缓衰老或预防疾病的关键。

虾青素有独特的化学结构，是目前发现的一种最高效清除自由基的纯天然抗氧化剂。在常见的类胡萝卜素中，虾青素的抗氧化活性最强。

袁磊等比较了不同结构类胡萝卜素清除自由基的能力，以虾青素、β－胡萝卜素、番茄红素和叶黄素为对象，分别测定清除 DPPH 自由基、羟基自由基和超氧阴离子自由基的能力。结果表明，类胡萝卜素具有较强的清除自由基能力，且清除能力遵循剂量－效应关系，即浓度越大清除率越高。对自由基清除能力大小为：虾青素＞叶黄素＞β－胡萝卜素＞番茄红素。

刘晓星以虾青素为主要研究对象，以叶黄素、番茄红素、β－胡萝卜素、维生素 C 和维生素 E 这 5 种天然抗氧化剂作对比，通过体外抗氧化试验验证它们对两种植物油脂的抗氧化效果，得到了虾青素清除 DPPH 自由基和羟自由基效果最好的结论。

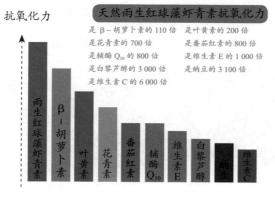

雨生红球藻虾青素抗氧化力

　　戚向阳在相同试验条件下，比较了 β–胡萝卜素、叶黄素、番茄红素、虾青素、葡萄籽提取物、茶多酚及维生素 E 对羟自由基的清除效果，结果见表1。

表 1　不同样品对羟自由基的清除效果

样品	葡萄籽提取物	茶多酚	虾青素	叶黄素	番茄红素	β–胡萝卜素	维生素E
清除率（%）	56.5	47.7	100	33.1	17.8	39.3	10.0

注：样品浓度100微克/毫升。

　　从表1可看出，在浓度为100微克/毫升条件下，上述样品均有一定清除羟基自由基的效果，其中以虾青素的效果最佳，达到100%。其清除羟基自由基的能力，远远高于茶多酚及葡萄籽提取物，表明虾青素是一种活性很强的抗氧化剂。

　　虾青素的高效抗氧化能力，正是源自以下三大特性。

　　（1）极强的穿透力：天然虾青素具有完美的分子结构，是脂溶性的，使它能够穿透血脑屏障、血胰腺屏障、血睾丸屏障，并且是唯一能穿透血脑屏障的类胡萝卜素，因此，可作用于脑细胞和眼球视网膜细胞。

　　（2）跨膜稳定性：生物体细胞膜是由磷脂双分子层构成的，天然虾青素能跨越细胞膜的磷脂双分子层，防止磷脂分子被氧化损害，很好地保障了细胞膜的稳定性，从而显著延长细胞的寿命。

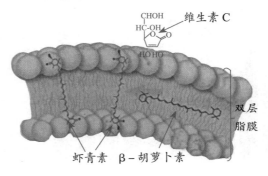

天然虾青素能跨越细胞膜的磷脂双分子层

从图中可以看出，像维生素C这种水溶性维生素只能依附于细胞膜表面的亲水部分，像β-胡萝卜素这种油溶性维生素只能依附于细胞表面的亲油部分，因此，唯有虾青素能对整个细胞起到保护作用。

（3）超强吸收性：由于虾青素相对分子质量小，仅为596.8，即使加上两端的酯基也不到1 000，易被人体吸收，能够快速到达人体各器官。

虾青素抗氧化作用机理：人体摄入天然虾青素→天然虾青素通达全身各处→天然虾青素保护全身所有细胞→中和有害自由基→减少或预防细胞伤害→预防病症或得到缓解。

3. 虾青素的生物活性

（1）抗氧化：人类许多疾病和衰老过程都与自由基有关，虽然它们不是导致这些疾病的唯一因素，但自由基使人体对致病因素更为敏感，或抑制人体自身的防御与修复过程，使这些疾病更易发生和加剧。

目前，人们普遍认为氧化应激、炎症是疾病发生的病理机制。试验研究发现，虾青素因其独特的化学结构，易与自由基发生反应，进而发挥抗氧化、抗炎症作用，因此，虾青素能防治疾病。

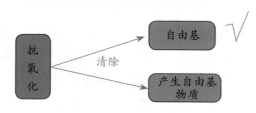

雨生红球藻虾青素抗氧化

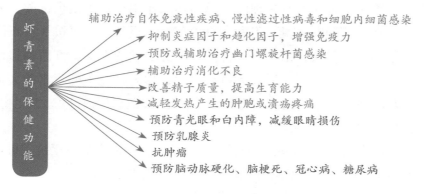

天然虾青素的保健功能

（2）抗炎：所谓抗炎有很多种解释，常见的有两种。一种是因为细菌感染引起的炎症反应，需要应用抗菌药物治疗，临床上称为抗感染治疗。一般常见药就是青霉素类药物。另一种是非特异性感染引起的炎症，如风湿、类风湿需要应用抗炎药物治疗，这种抗炎药物一般是甾体类或非甾体类抗炎药物。常见的药物有考地松、对乙酰氨基酚、阿司匹林、吲哚美辛、尼美舒等。化学合成的抗生素具有明显的毒副作用，还会使细菌产生耐药性，而且对无菌性炎症的治疗效果不理想。

大量人体试验和动物试验证明，天然虾青素抗炎作用良好且安全。研究表明，4 毫克 / 日虾青素所抑制的炎症因子（如前列腺素 E）与 4 毫克 / 日考地松相当，却没有考地松的副作用。

虾青素有强大的抗氧化活性，可以通过调控机体自由基和抗氧化剂之间的平衡，发挥间接抗炎作用。

幽门螺旋杆菌感染可引起胃黏膜炎症，感染后机体一般难以将其清除而变成慢性感染。幽门螺杆菌感染可以增加胃溃疡、十二指肠溃疡，甚至是胃癌的发病风险。经证实，虾青素可以调节对幽门螺杆菌的免疫反应，对胃肠消化道系统有积极的作用。富含虾青素的微藻提取物，可以减少细菌量和减轻胃部炎症。

1999 年，在澳大利亚医学协作中心进行了一项对消化系统疾病的临床研究。试验表明，给无溃疡，但有典型消化不良症状（胃灼烧和胃痛）的患者，连续 22 天服用 40 毫克 / 日的虾青素，临床症状显著减轻。在试验后的第 72 天停止服用虾青素，消化不良的症状仍然在减轻。韩国大学研究团队也曾对虾青素预防胃部损伤的作用进行了两项试验。分别用萘普生和乙醇饲喂大鼠，引发大鼠胃部溃疡损伤。同时按 3 种不同剂量给大鼠饲喂虾青素，结果对萘普生和乙醇引发的大鼠胃部溃疡损伤都起到了明显的抑制作用。研究人员还发现，预先补充了虾青素的大鼠体内自由基清除酶（超氧化物歧化酶、过氧化氢酶、谷胱甘肽过氧化物酶）的活性显著增强。

自 2003 年起，日本和韩国的科学家就已经开始研究虾青素抗炎机理。从研究结果来看，虾青素具有积极的多项抗炎作用。

2009 年，日本京都大学研究结果表明：虾青素对小白鼠体内的肥大细胞（可引发炎症）有抑制作用。

许多研究表明，对于辅助治疗关节炎、肌腱炎、运动后关节和肌肉酸痛等疼痛性疾病，虾青素具有与处方药及非处方药同样的功效。

2002 年调查结果显示，88% 关节、肌肉酸痛患者服用虾青素后，疼痛减轻。2008 年调查结果表明，83% 关节、肌肉或肌腱疼痛患者服用虾青素后疼痛明显减轻，60% 患者灵活性提高。

（3）提高免疫力：人体免疫系统对自由基引起的损伤高度敏感。虾青素能显著影响人体的免疫功能，促进脾细胞产生抗体，刺激体内免疫球蛋白的产生。

机体的免疫系统能力，与活性氧自由基密切相关。线粒体是细胞能量产生的核心，而活性氧是线粒体呼吸链复合物的副产品。氧化应激诱导的线粒体功能障碍，与多种疾病的炎性反应密切相关。功能失调的线粒体触发氧化反应爆发，放大并传播炎症，故清除活性氧自由基，恢复线粒体的正常功能，是抗炎和提高机体免疫力的基础。

研究发现，虾青素可增强 T 细胞特异性免疫反应，以消除机体内被感染的细胞。虾青素可增强 B 细胞的活力，增强体液免疫，提高血清补体活性，刺激分泌免疫球蛋白的细胞数量增加，增强机体免疫反应和免疫调节作用，故可作为免疫增强剂使用。

（4）保护眼睛健康：眼睛长期暴露于紫外线下，自由基会使视网膜内的多不饱和脂肪酸氧化，进而损害视网膜细胞功能，最终导致各种眼部疾病，如眼底黄斑病、白内障、青光眼等。

研究表明，虾青素可以减少大鼠视网膜中视网膜蛋白氧化物的含量，在修复视网膜细胞损伤中具有关键作用。虾青素可以改善眼球底部脉络膜血流，预防和辅助治疗老年性眼底黄斑病变。试验表明，虾青素可以有效穿透血眼屏障，直达眼球底部。

虾青素能够舒缓眼部睫状体肌肉，改善眼球聚焦功能，提升眼球血液循环，维持眼部氧化平衡。

（5）抗衰老：衰老是一种普遍存在的、渐进式的功能损伤。自由基攻击细胞，导致细胞受损伤，就会衰老和产生各种疾病。虾青素能有效清除细胞内的自由基，增强细胞再生能力，维持机体平衡和减少衰老细胞的堆积，由内而外保护细胞和 DNA 健康，促进毛发生长，对抗皮肤衰老，缓解运动疲劳，增强生命活力。

神经退行性疾病、癌症和免疫系统缺陷等都有严重的细胞氧化损伤。虾青素是一种类胡萝卜素，有独特的抗氧化活性，可有效对抗细胞氧化损伤。

（6）抗辐射：辐射的病理损伤起因，是在体内、细胞内外产生大量自由基，损伤皮肤、眼睛、内脏器官。太阳、手机、电脑、体检设备、放疗设备、潜艇、核工业设备等，都是辐射源。

人们很早就知道，紫外线辐射是导致皮肤光老化和皮肤癌的重要因素。人体皮肤受到紫外线照射后会产生活性氧和基质金属蛋白酶，破坏胶原蛋白和弹性蛋白，导致黑色素沉积和产生皮肤皱纹。据报道，虾青素可以阻止皮肤增厚和胶原蛋白减少，对抗紫外线引起的皮肤损伤和生理功能变化。虾青素可以重建皮肤天然的抗氧化平衡，修复胶原蛋白层，减少皱纹，增强皮肤的弹性和保湿效果。虾青素具有天然抗炎作用，可以有效减轻水肿和红斑。

全球著名皮肤科医生、医学博士尼古拉斯·帕瑞斯是天然虾青素的忠实支持者，他明确指出虾青素是能够让你美丽健康、容光焕发的抗炎和抗氧化产品。他把虾青素超强的抗氧化能力，归功于其保护细胞膜的独特作用。

曾有一项动物试验，分别测试了虾青素、β-胡萝卜素、维生素 A 对无毛小鼠的抗紫外线保护功能。从小鼠出生，就开始分别喂养上述 3 种不同的膳食配方饲料。对照组小鼠的饲料不含有这 3 种物质。4 个月后分别对每个试验组的一半试验小鼠进行紫外线照射，直到皮肤损伤程度达到三级；照射后，发现只含有虾青素，或者同时含有虾青素和维生素 A 的试验组，表现出有效的预防皮肤见光老化作用。

刊登在《皮肤病学》上的一项研究成果，评价了虾青素在保护人体免受紫外线辐射诱发的 DNA 变异方面的作用效果，显示虾青素成功抵抗了紫外线，并防止 DNA 受到损伤。

（7）防治中枢神经系统疾病：中枢神经系统疾病（如脑缺血、脑出血、外伤性脑损伤等急性脑损伤）和中枢神经慢性退行性病变（如阿尔茨海默病、帕金森综合征），导致人类死亡和残疾。目前，人们普遍认为氧化应激、炎症是上述疾病的发生机制。研究发现,虾青素可穿过血脑屏障,进而在中枢神经系统发挥抗氧化、抗炎症作用。因此,虾青素可能对中枢神经系统急、慢性损伤具有潜在的防治作用。

①蛛网膜下腔出血(SAH):SAH是一类具有高致死率和致残率的严重脑血管疾病,目前尚缺乏有效的治疗方法。第二军医大学张翔圣等应用虾青素能够改善SAH后兔神经功能受损症状,减轻脑组织中神经细胞凋亡,并能够明显上调超氧歧化酶活性和内源性谷胱甘肽含量,进一步减轻氧化应激损伤。

②外伤性脑损伤(TBI):外伤性脑损伤具有较高的死亡率和伤残率。TBI常出现血脑屏障破坏、脑水肿等二次损伤,严重影响患者神经功能且预后不良。虾青素可以提高神经系统疾病敏感性评分系统中的感觉运动表现分,有利于目标识别等认知功能的恢复。

③脊髓损伤:在大鼠脊髓损伤30分钟内,用虾青素处理可以抑制神经元和胶质细胞的凋亡,降低脱髓鞘损伤和神经元损伤程度,促进脊髓损伤后神经功能恢复。

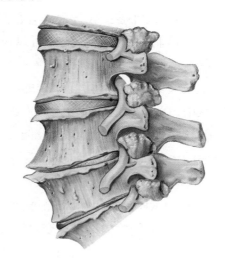

④阿尔茨海默病(AD):阿尔茨海默病是一种主要表现为进行性认知功能障碍的中枢神经系统退行性疾病,主要是不溶性淀粉样蛋白的过度聚集。随着年龄的增长,人体内红细胞内不溶性淀粉样蛋白的水平增加。服用虾青素后,血浆中红细胞内不溶性淀粉样蛋白水平降低,提示虾青素对成人患AD有潜在的预防作用。

大理大学医学院关雪等研究提示,虾青素对AD等神经变性疾病中小胶质细胞激活的氧化应激反应有抗氧化作用,有可能成为有临床价值的候选药物。

⑤帕金森综合征(PD):帕金森综合征是一种常见的慢性神经退行

性疾病。在 PD 细胞试验中，虾青素可降低细胞内活性氧（ROS）的产生，发挥细胞保护作用。

研究人员用虾青素预处理细胞后，虾青素能显著减少细胞活性氧的产生，显著减少线粒体紊乱，大大提高细胞的存活率。虾青素有望成为预防帕金森综合征、延缓其进程的首选功能食品。

（8）抗疲劳：70% 亚健康人群都有疲劳症状。抗疲劳作用包括延缓疲劳产生和加速疲劳消除。虾青素可以跨越血脑屏障，保护大脑免受急性损伤防止产生慢性神经退行性病变。虾青素的神经保护特性源于其抗氧化、抗细胞凋亡和抗炎作用。在剧烈运动引起氧化应激时，虾青素具有对抗自由基产生并加速清除自由基的作用。提高抗氧化能力可以增强抗疲劳能力，二者相辅相成。膳食中补充虾青素，可改善脂质代谢、碳水化合物代谢和氨基酸代谢，对清除自由基和减轻肌肉损伤有显著作用。

（9）抗肿瘤：虾青素具有很强的抗氧化性，可以有效清除体内的自由基，抑制肿瘤生长，甚至可以调节部分基因的活性，抑制恶性肿瘤的转移。

一项动物试验中，把小鼠的肿瘤细胞分别放入含和不含虾青素的两种溶液中，两天后发现，放入虾青素溶液中的肿瘤细胞数量减少，而且脱氧核糖核酸（DNA）合成率也较低。虾青素能够预防癌症、缩小肿瘤，源于有效的生物抗氧化作用，免疫系统功能的强化作用，基因表达的调节作用。

虾青素的抗癌机理如下：

（A）对转糖苷酶的调节作用。

（B）对细菌内诱导突变物质代谢活化性的抑制作用。

（C）致乳腺肿瘤细胞凋亡作用。

（D）对 5 CT—还原酶的抑制作用。

（E）对 DNA 聚合酶的选择性抑制作用。

（F）对一氧化氮合酶的直接抑制作用。

（10）提高运动能力：人体剧烈运动时对氧的消耗量急剧上升，激发了一系列的自由基反应。虾青素可高效清除运动产生的自由基，能够抑制氧化损伤，降低乳酸堆积，减轻迟发性肌肉酸痛，缓解运动性疲劳，提高运动能力。

（11）保肝护肝：据世界卫生组织（WHO）统计数据表明，全世界每年因肝病死亡病例达 100 多万人。我国乙肝、丙肝、酒精性和非酒精性脂肪肝、药物性肝病及自身免疫性肝病人众多。2020 年中国慢性肝病患者可能超过 4.47 亿。2018 年《柳叶刀》发布的报告显示，中国乙肝传染率高达 5.1%~10%，约有 8 000 万的病毒携带者，其中 2 000 万为确诊病人。中国的脂肪肝人数更是超过 2 亿。

研究表明，虾青素对肝纤维化、肝脏肿瘤、肝脏缺血再灌注损伤、非酒精性脂肪肝等相关疾病具有预防和辅助治疗作用。虾青素对于肝脏具有抗氧化、抗炎，增强肝细胞再生能力及活力，影响相关酶的活性等作用。

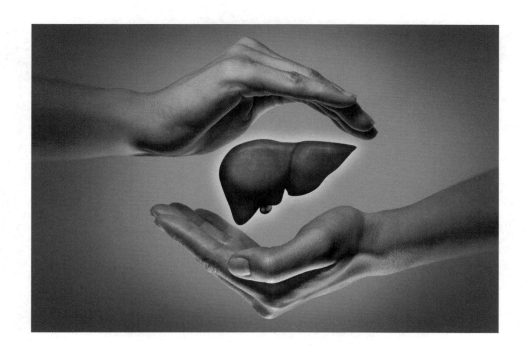

（12）辅助治疗糖尿病及其并发症：糖尿病是一种以高血糖为特征的代谢性疾病。研究表明，抗氧化治疗可以使早期糖尿病患者血糖稳定。

国际糖尿病学会中国区分会主席，北京大学人民医院教授纪立农曾说："氧化应激是糖尿病并发症发生的重要机制之一，同时伴发高血压、血糖紊乱、脂代谢紊乱、炎症等。抗氧化治疗是糖尿病并发症的对因治疗。"

虾青素是一种超强抗氧化剂，能够延缓糖尿病神经病变的进展速度。

虾青素可以通过降低肾的氧化应激，控制糖尿病、肾病的进展，预防肾脏细胞损伤。

对于 2 型糖尿病出现的糖、脂、蛋白质等代谢紊乱，与各种氧化应激、炎症、细胞凋亡有密切关系。很多糖尿病患者出现不同程度肾脏损伤，虾青素可以保护肾小球基底膜，对抗肾小管上皮细胞中的自由基，从而保证葡萄糖和磷元素在肾小管细胞中正常运行，确保肾脏血流不受影响，减少蛋白尿的产生。

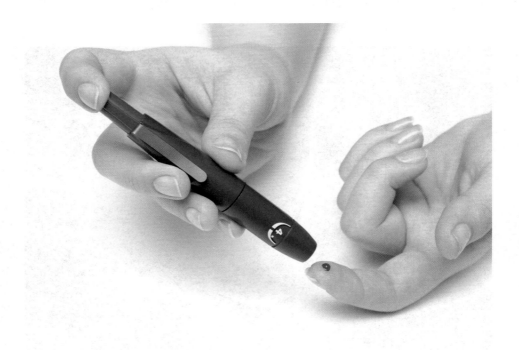

（13）防治心血管疾病：

①高血压：日本研究人员给患高血压补充虾青素 14 天，结果血压降低了。虾青素在防治高血压、中风和改善记忆力等方面能发挥有效作用。

虾青素具有升高高密度脂蛋白和降低低密度脂蛋白的功效，能减轻载脂蛋白的氧化，预防动脉硬化、冠心病和缺血性脑损伤。长期服用虾青素能持续有效扩张微血管，但与通过扩张血管（舒缓血管平滑肌）来降低血压的机理不一样。一般的降压药物是快速和短期的，虾青素扩张血管是缓慢、长期和可持续的。

②高血脂：高血脂，是指人的血脂水平高于检测参考值，即血脂水平过高。高血脂是饮食和代谢两方面因素造成的。虾青素能够穿透所有人体屏障，减少血小板的形成，提高血管张力；保护血小板的稳定性，降低血压；能够减少巨噬细胞导致的炎症反应，降低血管破裂风险，提高血液流量。

日本研究人员做了虾青素控制血脂能力的试管试验。测试结果显示：延长低密度脂蛋白的氧化滞后时间，取决于虾青素的剂量。人体重复测试，最低剂量为每日 1.8 毫克，最高剂量为每日 21.6 毫克，持续服用 14 天。所用 4 个剂量都对低密度脂蛋白氧化滞后时间有积极影响。测试结果表明，服用虾青素能抑制低密度脂蛋白氧化，预防动脉粥样硬化。

另一个是在东欧做的人体临床试验，受试男子患有高胆固醇血症，每天补充 4 毫克天然虾青素，连续 30 天。在试验结束时，受试者低密度脂蛋白降低了 17%，甘油三酯降低了 24%。

河南省疾病预防控制中心陈东方等人，研究了虾青素胶囊对高血压症人群的降血脂功能。将 110 例高脂血症者按血脂水平，随机分为受试组和对照组。受试组连续服用虾青素胶囊 45 天，对照组服用相同外观的安慰剂。服用前后，测定血清中总胆固醇、甘油三酯、高密度脂蛋白胆固醇的水平和安全指标。试验结果表明，受试组总胆固醇水平明显下降13.04%，甘油三酯水平下降 16.75%，高密度脂蛋白胆固醇水平无明显变化，各项安全指标试验前后均无明显改变。试验证明，虾青素对高血脂人群具有辅助降血脂的作用。

（14）提高生育质量：虾青素可以清除影响生殖系统的自由基，提高精子质量，增强卵巢反应性，稳定卵细胞线粒体。试验表明，虾青素可以进入人体生殖系统，保护生殖细胞的染色体和线粒体 DNA，提高生育质量。

临床研究显示，女子服用虾青素 2 个月，可以提高卵巢获卵数 25%以上，降低卵巢 FSH 指标 30% 左右，有明显改善卵巢功能的作用。

对于富含脂类的男性精子来说，自由基是一大"天敌"。被自由基氧化后的精子发育畸形，游动能力下降，穿透卵细胞表面的顶体反应减

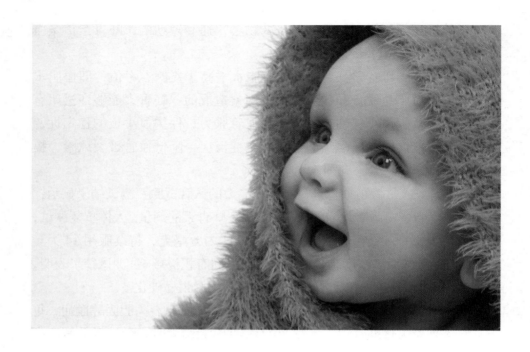

弱，造成受精率降低。虾青素通过强大的抗氧化作用，保护了男性精子的获能作用，提高了精子 DNA 质量。精子活力低下的男性服用虾青素 3 个月后，精液的氧化还原平衡得到明显改善，精子活性提升，受精率提高 5 倍以上。

4. 虾青素的应用

（1）虾青素应用的安全性：虾蟹、鱼类等皆含有丰富的天然虾青素，人食用后没有出现任何不良反应和中毒症状，故天然虾青素对人类和动物是安全的，试验也证明了这一点。美国某公司做了虾青素人体安全性试验，2 组健康成年人，每天服用 19.25 毫克和 3.85 毫克雨生红球藻粉，以补充虾青素。经过详细监测和全面分析，口服富含天然虾青素的雨生红球藻粉对人体无致病效应或毒副作用。一般虾青素片或胶囊服用剂量为每天 4~8 毫克。由于针对婴幼儿和孕妇的临床试验数据不够，所以这些人群应谨慎服用。

化学合成虾青素，在合成过程可能被有害物质污染，产品中还含有大量的顺式异构体，导致生物利用安全性降低。因此，化学合成的虾青素，在用于生产食品、饲料、医药品及化妆品时受到很大限制。

（2）虾青素应用的 23 项专利：EP1283038　虾青素用于调节时差。

WO03013556　虾青素作为治疗眼病、保持眼睛功能的药物成分。

WO03003848　虾青素双酯提高养殖鱼类的生长能力。

WO02094253　虾青素用于缓解眼睛自控能力偏差。

KR2000045197　含有壳聚寡糖和虾青素的健康营养品。

WO02058683　作为抗高血压药的类胡萝卜素。

NZ299641　虾青素作为缓解压力的药物。

US6277417　通过虾青素抑制 5-α 还原酶的方法。

US2003/778304　抑制炎症因子和趋化因子表达的方法。

JP10276721　含有虾青素的食物或饮料。

EP0786990　使用虾青素减缓中枢神经系统和眼睛的损伤。

US6245818　虾青素作为增进肌肉耐受力或治疗肌肉损伤的药物。

US6054491　虾青素增进哺乳动物生长的添加剂。

US5744502　虾青素增进禽类饲养效果和繁殖的添加剂。

US6433025　虾青素用于减缓或防止紫外线晒伤。

US6344214　虾青素减轻发热产生肿胞和溃疡疼痛的症状。

US6258855　虾青素减轻和改善腕管综合征。

EP1217996　使用虾青素治疗自体免疫性疾病、慢性滤过性病毒细胞内细菌感染。

US6475547　在富含免疫球蛋白的牛奶中使用虾青素。

WO0023064　虾青素治疗消化不良。

US6410602　虾青素改善精子质量，提高生育能力。

US6335015　虾青素作为乳腺炎的预防性药物。

US6262316　虾青素作为防治幽门螺旋杆菌感染的口服药物。

（3）食品及保健食品：2010 年 10 月 29 日，卫生部发布《关于批准雨生红球藻等新资源食品的公告》（卫生部第 17 号公告），正式批准雨生红球藻为新资源食品，对其基本信息、生产工艺、食用量、质量要求

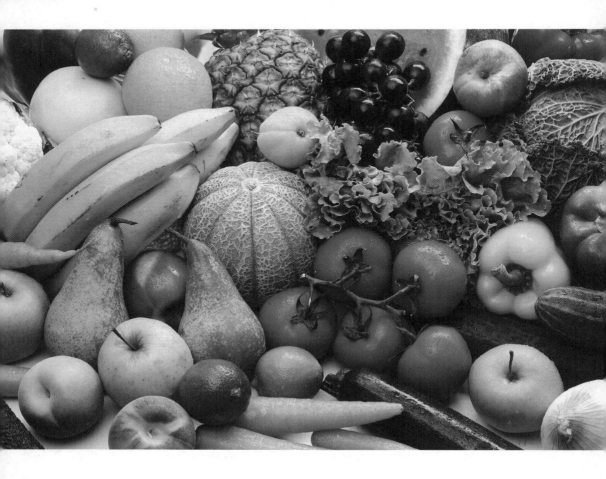

及使用范围作出规定。

2020年2月5日，应欧盟委员会的要求，欧盟食品安全局（EFSA）营养、新型食品和食品过敏原小组（NDA）就虾青素在食品补充剂中作为新型食品的安全性发布意见。

国外虾青素已被作为食品添加剂，用于食品的着色、保鲜及营养。虾青素为脂溶性，具有艳丽红色和强抗氧化性能。对于食品尤其是含脂类较多的食品，既有着色效果，又可起到保鲜作用。在日本，将含虾青素的红色油剂用于蔬菜、海藻和水果腌渍已申请专利，用于饮料、面条、调料着色也有报道。国外早已开展利用虾青素合成人类保健品的研究，利用虾青素强化免疫系统功能、抗癌、保护视网膜免受紫外辐射和光氧化、抗炎、预防血液低密度脂蛋白（LDL）胆固醇的氧化损伤等功效，开发保健品。

虾青素曾获得 FDA（美国食品药品监督管理局）的 17 项功能认证。

（A）维持关节健康。

（B）维持正常的免疫。

（C）维持健步健康。

（D）维持万步健康。

（E）维持强烈运动后关节的正常功能。

（F）维持日光暴晒下皮肤组织的健康结构。

（G）通过健康的细胞抵抗自身衰老。

（H）维持皮肤健康。

（I）保护日光暴晒下的皮肤。

（G）保护紫外光辐射的皮肤功能。

（K）保持健康的身体平衡状态。

（L）提升精神活动的水平。

（M）促进身体运动后的迅速恢复。

（N）维持体内正常的 C 反应蛋白含量水平。

（O）维持健康的心血管系统。

（P）维持眼睛健康。

（Q）穿越心脑屏障。

（4）药品：利用虾青素的抗氧化和提高免疫作用，可以做成药物，用来预防氧化组织损伤。研究表明，虾青素能通过血脑屏障，保护神经系统尤其是大脑和脊柱的功能，能有效治疗缺血性的重复灌注损伤、脊髓损伤、帕金森综合征、阿尔茨海默病等中枢神经系统损伤；有效防止视网膜的氧化和感光器细胞的损伤，改善视网膜功能，该研究成果已申请专利。给小鼠饲喂富含虾青素的红生球藻粉，能显著降低幽门螺旋杆菌对胃的附着和感染。在此基础上，国外已开发了口服制剂，作为抗感染药物。虾青素还可用于预防动脉粥样硬化及其相关疾病。通过降低或抑制血液中低密度脂蛋白（LDL）的氧化，使得血管壁上的沉积物减少，从而预防动脉粥样硬化。虾青素在体内还具有升高高密度脂蛋白（HDL）的作用，因此，可预防动脉硬化、冠心病和缺血性脑损伤。虾青素还可促进胚胎和精子的发育。

2011年底，虾青素在美国获得了第30项国际专利。这些专利涉及人体的十多个器官，包括第一个突破血脑屏障的溶栓成分，唯一一个阻止糖尿病肾脏病损的物质，实现动脉硬化逆转新元素，第一个无副作用的绿色抗生素，用于关节炎的止痛等。从来没有一种新物质的发现，给医学界带来如此多的惊喜。

（5）化妆品：虾青素作为新型化妆品原料，广泛应用于生产膏霜、乳剂、面膜、唇用香脂等。特别是在高级化妆品领域，天然虾青素可以高效杀灭紫外线引起的自由基，防止皮肤老化；减少 UVA 和 UVB 对皮肤的伤害，减少黑色素沉积、雀斑产生；延缓细胞衰老，减少皮肤皱纹；保持水分，让皮肤更有弹性和润泽感。

日本已有利用虾青素抗光敏作用生产化妆品的专利。全球一线品牌的化妆品均添加了天然虾青素，作为超强抗氧化剂成分，包括美国的雅诗兰黛、法国的欧莱雅等。尤其是日本品牌高丝、芳凯、曼秀雷敦等，推出了高价的含虾青素系列保湿霜、抗皱眼霜、面膜、口红等。

（6）饲料工业：对虾青素需求最大的是饲料工业市场。可以用作鱼类（鲑鱼、鲟鱼、虹鳟鱼、真鲷等）和虾蟹等甲壳类动物及家禽的饲料添加剂。虾青素作为水产养殖动物的着色剂，可以使水生动物呈现鲜艳色泽，具有更高的观赏性；在家禽饲料中添加虾青素，可增加鸡蛋蛋黄色素含量；它还可以提高母鸡的产蛋率，促进蛋鸡的健康。虾青素可用于防治鱼类、虾蟹及禽类疾病，提高存活率和繁殖率。虾青素还能够增加鱼肉风味，促进鲑鱼的脂肪酸或其他脂类前体物转化成风味化合物。

5. "百变"虾青素

虾青素是目前经济价值和应用价值较高的类胡萝卜素，具有多方面的生理功能。虾青素由于分子结构易受到氧气、光照、高温等的影响，性质不稳定，生物活性受影响。

天然虾青素主要来源于雨生红球藻，雨生红球藻孢子中虾青素含量最高达到细胞干重的 7%。虾青素分子提取出之后，受环境因素影响，易氧化降解而失去生物活性。如藻油中的类胡萝卜素,不加保护储存 30 天就会全部降解。此外,虾青素在体内分散性差,不易吸收,生物利用率较低,加之特殊的藻腥味,造成应用的局限性。

为满足虾青素在食品、化妆品和医药等行业的市场需求,要提高虾青素的稳定性,改善分散性,增强生物利用度,掩盖不良味道。必须借鉴药剂学方法,选择合适的制剂技术,将虾青素原料制备成适当的剂型,便于服用、携带、生产、运输和储藏。目前国内外市场虾青素产品,主要有脂溶性制剂、微胶包埋和纳米制剂。

(1)虾青素脂溶性制剂:这是目前使用最广泛的剂型。通常是将虾青素油溶解于食用油脂中,密封于明胶等软质囊材中,制成胶囊剂。常用的食用油是米糠油、花生油、芝麻油、椰子油、棕榈油等,虾青素的含量通常为 1%、5%、10%、20%~30% 等。

研究表明,虾青素酯存在于食用油脂中,在室温下储存 4 个月还具有很好的稳定性,质量损失较少。在米糠油、芝麻油、棕榈油中的虾青素酯,在 70℃高温下加热 8 小时后保留率为 84%~90%。在棕榈油中的虾青素酯,在 90℃高温下加热 8 小时后保留率达 90%。在水中的虾青素酯,加热后保留率仅为 10%。可见,利用食用油等制备的虾青素脂溶性制剂,高温条件下稳定性较好。

为提高虾青素的稳定性,延长产品保质期,通常需要在产品中加入保护剂(如添加抗氧化剂)。维生素 E 是一种脂溶性维生素类抗氧化剂,可显著抑制虾青素的降解。维生素 C 也可抑制虾青素降解,但效果没有维生素 E 强。

(2)虾青素包合物:国内外学者开展了许多提高虾青素水溶性和稳定性的研究,主要手段是添加稳定剂形成包合物。用 β-环糊精制得的虾青素包合物,不仅提高了稳定性,而且实现了液体虾青素到固体粉末的转化,具有较强的助溶作用。

经 β-环糊精包封后的虾青素,提高了抗光、氧、热的稳定性和水溶性。以乙基纤维素等制备的虾青素包合物,热处理稳定性也得到改善。

(3)虾青素微囊包埋和纳米制剂:微囊技术是利用天然或者合成的高分子材料,将分散的固体、液体或气体材料包裹在一个微小密闭的胶囊之中，其中包裹的过程称为微囊化，形成的微小粒子称为微囊。虾青素进行微囊化，可提高其水溶性和稳定性。

采用纳米制剂包裹虾青素是一项新技术，多用于生产化妆品和保健食品。研究表明，以卵磷脂、壳聚糖包埋虾青素制得的虾青素纳米乳，稳定性、控释效果、总还原能力和抗氧化性均得到提高。

以脱氧核糖核酸和壳聚糖为壁材制得的虾青素纳米颗粒，提高了细胞摄取率和抗氧化能力。以硬脂酸和豆油包埋虾青素的固体脂质纳米粒，稳定性好。以大豆磷脂酰胆碱为膜材构建的虾青素纳米脂质体，显著提高了虾青素的水分散性、储藏稳定性及抗氧化活性，并且起到缓释的作用。利用双乳液法制备的虾青素海藻酸钙微球，提高了虾青素在光、氧、加热、酸性条件下的稳定性和水分散性，并降低了虾青素的释放速率。

二、"血管清道夫"——南极磷虾油和南极磷虾蛋白肽

1. 南极磷虾的营养组成

顾名思义，南极磷虾主要生存在南极海域，南极保持着最原始的生态系统，没有污染，被称为是世界上最后一块"净土"。南极磷虾在南极海域已经生存了数百万年，经历环境变化与自身演变，最终形成了现在这样一个庞大的族群，被誉为"地球上最后一个蛋白库"。它也是鲸鱼、海豹、鱼类和企鹅等动物的重要食物来源，在南极生物圈中是不可替代的。南极磷虾是世界上生物量最大的动物，生物量达到 5 亿 ~10 亿吨。

南极磷虾是一种优质的蛋白质来源，富含人体所需的不饱和脂肪酸、虾青素、磷脂、甲壳素，以及胆碱等。按照干重计算，南极磷虾肉中蛋白质约占 77.22%，脂肪约占 9.28%，灰分约占 10.38%。

南极磷虾蛋白含 8 种必需氨基酸和 10 种非必需氨基酸，必需氨基

酸与非必需氨基酸的比值为 82.74%，必需氨基酸与氨基酸总量的比值为 46.73%，符合世界卫生组织与联合国粮农组织推荐的理想蛋白质模式。意味着南极磷虾蛋白是一种优质蛋白，更有利于人体的消化吸收。

南极磷虾的脂质含量受环境、捕捞季节、加工工艺等因素影响，其中富含不饱和脂肪酸，如 EPA 和 DHA 等。值得一提的是，南极磷虾中的不饱和脂肪酸的存在方式与其他来源的不饱和脂肪酸不同，多与磷脂相连，生物利用率高。

南极磷虾富含维生素 A、维生素 E，钙、铁、锰、锌、铜、硒等微量元素，可以满足人体日常的营养需要。

2. 南极磷虾油

（1）南极磷虾油的基本组成：南极磷虾油是以南极磷虾为原材料，通过提取、浓缩、过滤等复杂工序制作成的油脂制品，富含 EPA、DHA、磷脂、维生素 E、维生素 A、虾青素等活性成分，有利于人体健康。

（2）南极磷虾油的提取工艺：南极磷虾因为富含高活性的促溶酶，在捕捞上来后会迅速发生自溶。因此，南极磷虾要立刻进行初步加工，脱水制成南极磷虾粉，再提取南极磷虾油。

因为南极磷虾富含不饱和脂肪酸和虾青素等热敏性物质，所以不能采取传统的油脂提取方法，如压榨法、蒸煮法等。目前常见的南极磷虾油提取方法，包括溶剂萃取法、非溶剂萃取法、超 / 亚临界流体萃取法和酶辅助萃取法等。

（3）南极磷虾油的主要功效：据研究，南极磷虾油可预防和改善心脑血管疾病，改善代谢综合征和经期综合征，调节中枢神经系统功能，改善眼部炎症反应，抗疲劳，提高免疫力，抑制肿瘤生长等。

①预防心脑血管疾病：老年人血浆中异常水平的甘三酯（TG）、总胆固醇（TC），低密度脂蛋白胆固醇（LDL–C）等，是引发心血管疾病的重要潜在危险因素。南极磷虾油能够参与调节心脑血管系统功能，被誉为"血管清道夫"。

南极磷虾油中富含磷脂，磷脂对维护心血管系统有着重要作用，它可

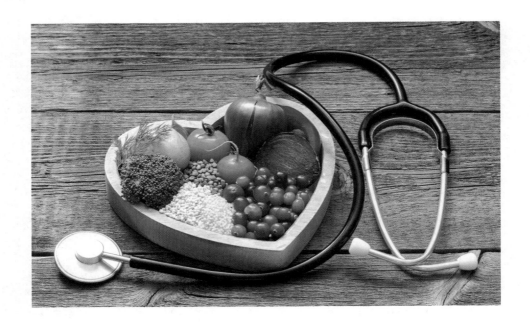

以分解血脂和胆固醇，使血管循环顺畅。同时，磷脂还可以使中性脂肪和血管中沉积的胆固醇乳化为对人体无害的微粒，溶于血中而排出体外；阻止多余脂肪在血管壁沉积，缓解心脑血管壁的压力。

加拿大麦克吉尔大学的 Bunea 博士，对 120 名高脂血症患者进行了为期 3 个月的随访。120 名患者被随机分为 4 组，分别接受不同水平的磷虾油、鱼油和安慰剂治疗。结果显示，磷虾油可以通过抑制总胆固醇（TC）、低密度脂蛋白（LDL）和甘油三酯（TG）的合成，促进高密度脂蛋白（HDL）的合成，有效治疗高脂血症。在低剂量和同等剂量下，磷虾油在降低甘油三酯和低密度脂蛋白水平方面，比鱼油更为有效。

②提高人体运动机能：研究发现，南极磷虾油可以促进脂质分解代谢，提高骨骼肌蛋白质合成，改善心血管功能。南极磷虾油对运动员运动性炎症和免疫功能障碍同样有效。

促进运动免疫抑制恢复。人在长时间的高强度运动后，机体内环境稳态会失衡，黏膜免疫系统、免疫细胞、免疫因子受到影响，人体可能出现短暂的炎症反应和免疫功能障碍，这也是我们平常所说的"在运动出汗后更容易着凉感冒"。南极磷虾油能够减少炎性类固醇、细胞因子和活性氧的产生，具有免疫调节作用。

　　减少运动后的氧化应激损伤。氧化应激（Oxidative Stress，OS）是指机体内氧化和抗氧化作用失衡，倾向于氧化，导致中性粒细胞炎性浸润，蛋白酶分泌增加，产生大量氧化中间产物。氧化应激是由自由基在体内产生的一种负面作用，是导致衰老和疾病的一个重要因素。人在剧烈运动时，体内的代谢过程加强，氧自由基的生成增加。乳酸等代谢产物的堆积抑制了清除自由基酶的活性，使自由基清除率下降，从而产生氧化应激反应。韩国忠北大学的 Choi 等发现，补充南极磷虾油能够改善小鼠因脂多糖诱导的氧化应激，抑制诱导型一氧化氮合酶和环氧合酶 –2（COX–2）的表达，

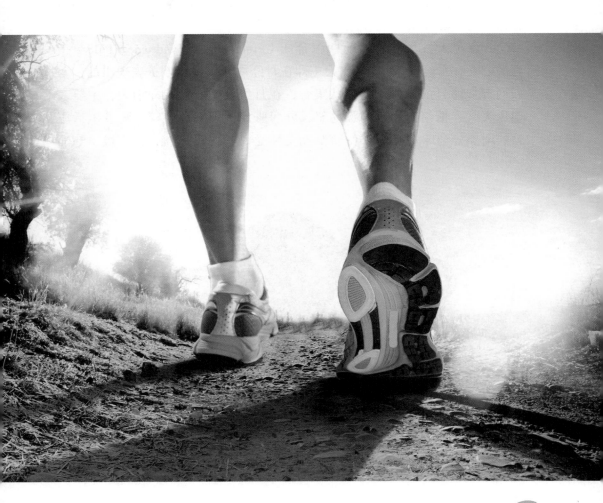

降低活性氧自由基和丙二醛的水平。挪威卑尔根大学的 Berge 等发现，17 名 18~36 岁的健康志愿者连续 28 天服用南极磷虾油后，血浆总抗氧化能力显著增加，这可能与南极磷虾油中含有虾青素有关。

促进运动后能量恢复。南极磷虾油能够通过促进糖原再恢复和减少乳酸堆积等方式，加速人运动后能量恢复，提高运动表现。南极磷虾油还有脂肪氧化的作用，可以达到瘦身减肥的效果。韩国庆熙大学的 Yang 等研究了南极磷虾油对高脂饮食小鼠代谢影响，在 10 周试验结束时，补充南极磷虾油的试验小鼠相较于普通小鼠，体重下降了约 15%。磷虾油可通过激活 AMP 依赖的蛋白激酶（AMPK）信号，促进脂肪氧化增多。AMPK 也被认为是治疗肥胖、2 型糖尿病和心血管疾病的治疗靶点，在调节脂质和糖代谢中起着核心作用。

③保护女性健康：经前期综合征（Premenstrual Syndrome，PMS）指育龄妇女在月经周期前 7~14 天（即在月经周期的黄体期）表现出的，一系列有规律且反复发作的症状集合，在月经来潮后症状即消失，主要表现为失眠、情绪紧张、烦躁易怒、乳房胀痛、面部水肿等。随着生活压力的增加，全球将近有 75% 育龄期女性受到 PMS 的困扰，而南极磷虾油

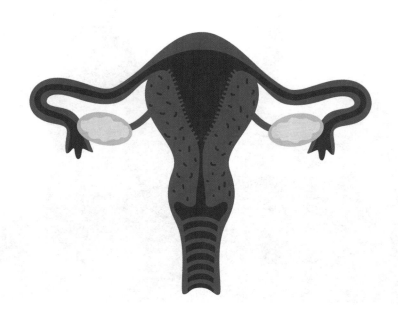

对 PMS 有着显著的调节作用。

　　加拿大蒙特利尔大学的 Sampalis 教授对此开展了一项双盲试验。他随机挑选了 70 名患有 PMS 的育龄患者，分别用磷虾油和鱼油进行了 3 个月的干预治疗。结果发现，磷虾油中的 ω–3 多不饱和脂肪酸能够调节子宫内前列腺素和白三烯的水平，降低子宫肌层和子宫血管的收缩，减少炎症介质的形成，减轻月经疼痛。磷虾油中的 DHA 有调节大脑中神经递质功能的作用。患者每天摄入 1 克的磷虾油便能有效缓解痛经，改善 PMS 所带来的各种情绪问题。与鱼油相比，南极磷虾油的辅助治疗效果更为显著，也更容易被人体所吸收。

　　（4）南极磷虾油与鱼油的区别：鱼油因为富含多种不饱和脂肪酸，具有多种保健功能，是一种健康食品。南极磷虾油相较于鱼油，不饱和脂肪酸含量更丰富。如表 2 所示，南极磷虾油中 EPA（C20 ∶ 5）和 DHA（C22 ∶ 6）的含量分别为 21.42% 和 19.22%，显著优于鱼油。虽然鱼油中也富含 ω–3 多不饱和脂肪酸，

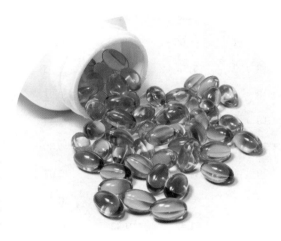

但是二者的结合方式并不相同。南极磷虾油中多不饱和脂肪酸主要与磷脂相连接，而鱼油中多与甘油三酯相连接。据研究，与磷脂相关联的不饱和脂肪酸相比于与甘油三酯相关联的不饱和脂肪酸，有着更高的生物利用率，说明南极磷虾油具有替代鱼油用作不饱和脂肪酸补充剂的潜在价值。此外，南极磷虾油中还含有抗氧化的虾青素，能够保护不饱和脂肪酸不被氧化。

表2　南极磷虾油与各种鱼油不饱和脂肪酸含量对比　　（单位：%）

不饱和 脂肪酸	南极 磷虾油	金枪鱼油	凤尾鱼油	三文鱼油	马面鱼油	鳕鱼油
C14：0	5.03	8.09	10.18	6.69	2.86	10.01
C14：1	0.10	0.00	0.00	0.00	0.00	0.00
C15：0	0.25	0.00	0.00	0.00	0.00	0.00
C16：0	20.51	27.09	29.85	12.51	19.14	15.61
C16：1	4.59	10.03	6.93	5.91	14.26	10.25
C17：0	0.34	0.00	0.00	0.00	0.00	0.00
C18：0	0.88	3.39	3.95	8.92	4.72	1.63
C18：1	18.05	18.81	13.46	27.94	19.14	11.88
C18：2	1.53	2.99	1.53	1.31	2.07	4.29
C18：3	1.04	0.50	0.91	0.42	1.72	6.20
C18：4	1.72	1.41	2.47	1.14	0.00	0.00
C20：0	0.00	0.00	0.00	0.00	0.36	0.07
C20：1	0.95	2.40	2.07	1.84	0.00	0.00
C20：4	1.09	0.42	0.77	0.48	1.83	3.80
C20：5	21.42	9.32	10.43	14.43	7.70	19.10
C22：1	0.50	2.30	2.59	5.69	0.00	0.00
C22：3	0.52	0.00	0.00	0.00	0.00	0.00
C22：5	0.62	1.16	1.28	2.26	0.00	0.00
C22：6	19.22	18.76	8.35	5.48	17.03	7.69
C24：1	0.00	0.84	0.76	0.96	0.00	0.00

（5）科学服用南极磷虾油：

①适宜服用南极磷虾油的人群：南极磷虾油基本组成与鱼油相似，不含任何有毒有害物质。长期饮酒人士、肥胖人士、关节炎患者、2型糖尿病患者、经前期综合征患者、运动员、素食主义者和中老年人等，均适

宜服用南极磷虾油。

②南极磷虾油的每日摄入量：联合国粮食农业组织（FAO）和世界卫生组织（WHO）建议，成年男性和女性宜每日摄入 250 毫克 EPA 和 DHA（FAO/WHO，2010 年）。对于妊娠期和哺乳期女性，建议摄入量为每日300 毫克 EPA 和 200 毫克 DHA。欧洲食品安全局（EFSA）建议成年人和2~18 岁青少年每日摄入量为 250 毫克 EPA 和 DHA，婴儿（>6 个月）和 2岁内儿童宜每日摄入 100 毫克 DHA。挪威食品安全科学委员会（VKM）认为服用 EPA 和 DHA 是安全有效的，但每日摄入量不宜超过 6.9 克。

③服用南极磷虾油注意事项：虽然南极磷虾油是一种安全的营养补充剂，但是有凝血功能障碍的人需要在专业医生的指导下服用。研究表明，单次摄入大量 ω–3 多不饱和脂肪酸可能会增加出血倾向，减少人体中的血小板聚集。每日服用 2~3 克南极磷虾油的正常剂量，不会降低人体中的血小板聚集。此外，食用虾、蟹等过敏的人，不宜服用南极磷虾油。

（6）"精挑细选"南极磷虾油：

① 2020 年 8 月农业农村部发布了南极磷虾油行业标准（SC/T 3506—2020），2021 年 1 月 1 日正式实施，明确规定了磷虾油的感官、理化、污染物、微生物等品质标准要求。

②现有的南极磷虾油商品形式：目前市面上主要为南极磷虾油胶囊和南极磷虾油软糖等。

③南极磷虾油的鉴别：因为南极磷虾油中有虾青素存在，所以呈现暗红色，通过其他油脂勾兑出来的次品油一般呈橙黄色或浅红色，消费者可以通过观察颜色区分。南极磷虾油保留了磷虾的鲜香味道，虾油呈黏稠性液体，无固体杂质。

3. 南极磷虾蛋白肽

（1）南极磷虾蛋白肽的组成：南极磷虾蛋白肽是在南极磷虾蛋白的基础上，将大分子蛋白质水解为小分子肽和氨基酸，既保留了南极磷虾蛋白的生物活性，又更利于人体的消化吸收。由表 3 可知，南极磷虾肌肉中必需氨基酸含量比中国明对虾高 1.30%，比刀额新对虾低 0.48%，但必

需氨基酸占氨基酸总量的百分比分别比中国明对虾和刀额新对虾高 9.69%
和 6.60%。

表 3　南极磷虾与中国明对虾、刀额新对虾肌肉水解氨基酸组成比较

（单位：克 /100 克干重）

氨基酸	缩写	南极磷虾	中国明对虾	刀额新对虾
天冬氨酸	Asp	4.15	6.39	6.11
苏氨酸	Thr	1.66	2.41	2.16
丝氨酸	Ser	1.50	2.41	2.12
谷氨酸	Glu	10.90	11.45	10.06
甘氨酸	Gly	2.76	7.11	5.19
丙氨酸	Ala	5.25	6.59	8.75
缬氨酸	Val	3.12	2.61	3.63
蛋氨酸	Met	2.37	2.09	2.48
异亮氨酸	Ile	3.28	2.61	3.59
亮氨酸	Leu	5.02	4.82	6.39
酪氨酸	Tyr	1.62	2.29	2.16
苯丙氨酸	Phe	3.71	3.09	3.08
赖氨酸	Lys	5.93	6.27	4.35
组氨酸	His	0.95	1.41	1.20
精氨酸	Arg	1.82	3.98	3.04
脯氨酸	Pro	1.07	1.93	1.92
色氨酸	Trp	0.79	0.68	0.68
胱氨酸	Cys	1.26	0.92	1.24
必需氨基酸 EAA（%）		25.88	24.58	26.36
非必需氨基酸 NEAA（%）		31.28	44.48	41.79
氨基酸总量 TAA（%）		57.16	69.06	68.15
必需氨基酸 EAA/ 氨基酸总量 EAA/TAA（%）		45.28	35.59	38.68
必需氨基酸 EAA/ 非必需氨基酸 EAA/NEAA（%）		82.74	55.26	63.08

（2）南极磷虾蛋白肽的制备工艺：南极磷虾蛋白肽一般通过酶解反应获取，不同氨基酸组成的肽链具有不一样的功能活性。在制备过程中可以根据需要来选择酶切位点，或通过物理／化学手段赋予蛋白肽新的活性功能，如采用螯合的方式使其与金属离子相连接。

（3）南极磷虾蛋白肽的主要功效：

①抗氧化活性：迄今为止，抗氧化肽是科研人员研究最多的一种功能性肽，抗氧化活性与氨基酸组成或序列有关。南极磷虾蛋白肽因为含有较高的芳香族氨基酸（苯丙氨酸、酪氨酸）、谷氨酸、脯氨酸等，而具有较高的抗氧化活性。目前已从南极磷虾蛋白中，分离获取了多种具有抗氧化活性的多肽。

郑景如等利用胰蛋白酶对南极磷虾蛋白进行酶解，通过超滤分离，得到不同分子量的南极磷虾抗氧化肽粉。研究发现，分子量在 3~ 10 ku 的南极磷虾肽 DPPH 自由基清除能力最高；分子量 <3 ku 南极磷虾肽的 ABTS，自由基清除率、抗氧化能力指数、超氧化物歧化酶和过氧化氢酶活力显著高于其他肽组分。

②促矿物质吸收活性：南极磷虾肽富含谷氨酸、天冬氨酸、精氨酸等，易与钙离子、锌离子和铁离子等螯合，形成肽－钙、肽－锌、肽－铁复合物，可以明显提高金属离子在胃肠道环境下的溶解度和稳定性，增加金属离子吸收利用率，改善人体矿物质元素缺乏状况。

孙如男等将螯合后的南极磷虾肽－锌复合物，与硫酸锌和葡萄糖酸锌分别进行模拟胃肠道消化实验。在胃消化阶段，三者的锌溶解度基本一致。进入肠消化阶段时，硫酸锌的溶解度急剧下降，其次为葡萄糖酸锌，而肽－锌复合物则保持在最高水平。由此可见，南极磷虾肽－锌复合物在胃肠道消化过程中具有良好的稳定性。

③抗骨质疏松活性：随着我国人口老龄化，越来越多的人受到骨质疏松症的影响，而南极磷虾蛋白肽对原发性和继发性骨质疏松有着明显的改善效果。

原发性骨质疏松破坏了钙、磷代谢的平衡，导致骨吸收增加、骨小梁和皮质骨的骨量损失严重，而南极磷虾磷酸化肽可以促进骨量吸收，显著逆转骨质疏松症状，对骨小梁和皮质骨强度也有明显改善作用。

南极磷虾肽可以促进前胚细胞 MC3T3-E1 细胞的增殖，通过激活 BMP2/Smads 和 Wnt/β-连环蛋白分子来改善老年骨质疏松症，从而促进骨形成。南极磷虾磷酸化肽还可以通过促进软骨骨痂的转化和骨痂的重塑，调节软骨内骨化相关基因的表达，促进去卵巢诱导的骨质疏松小鼠胫骨骨折的愈合。这为南极磷虾蛋白用于开发骨保护功能性食品提供了理论依据。

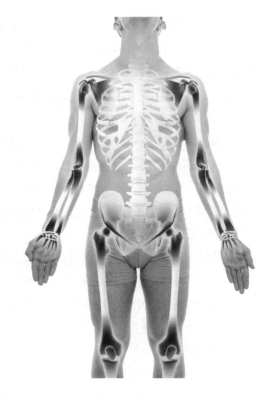

④降血压、降血糖活性：早在 1991 年，Takane 和 Satake 就已经在南极磷虾蛋白中分离出有助于控制高血压的血管紧张素转换酶（ACE）抑制剂肽（Leu-Lys-Tyr 和 Leu-Lys-Trp）。Hatanaka 等改进方法，从去皮的南极磷虾肉蛋白中制备有效的 ACE，抑制肽 Val-Trp 和 Leu-Lys-Tyr，对自发性高血压大鼠具有抗高血压作用。

南极磷虾蛋白水解物还被认为是糖尿病治疗中二肽基肽酶 IV（DPP-IV）抑制肽的一种天然有效来源。Ji 等从南极磷虾蛋白水解物中分离出两条对 ACE 和 DPP-IV 有双重抑制活性的肽，分别是 Lys-Val-Glu-Pro-Leu-Pro 和 Pro-Ala-Leu，可抑制 ACE 和 DPP-IV，用来调节血压和血糖水平。

三、"病毒吞噬王"——海藻苷肽

1. 海藻苷肽的问世

现代药用海藻多达百余种，海藻具有清热解毒、利水消肿、补肾养心、活血化淤和消食驱虫等功效。海藻中的硫酸酯多糖是研究较为深入，也是赋有实用价值的成分。美国、日本等发达国家均看到海藻多糖及其衍生物的潜在价值，并对其生理功能进行了深入研究。

以糖类为基础的药物研究有巨大潜力。糖类分子在细胞识别、信号传递、细胞间相互作用等方面起重要作用。糖类药物在抗感染、抗癌、抗病毒及抗类风湿关节炎等方面，均有不同程度的开发与应用。多糖蛋白发挥抑制病毒复制和杀灭病毒的作用，是海藻多糖多位点抗病毒的分子基础。

孙存普教授团队从褐藻中提取的一种纯天然含硫酸酯集团的蛋白多糖，又名海藻苷肽（Fucoidan-Glycocalyx Compound，F-GC），是一种具有特殊结构的蛋白多糖。海藻苷肽是一种强抗氧化剂，能够清除体内有害自由基，维持机体内氧化还原平衡和体内自由基的正常生理水平；保护细胞结构完整性，防止生物大分子的氧化损伤；具有抗辐射、抗病毒、抗肿瘤、降血糖、降血脂、抗疲劳、调节机体免疫力等功效。

（1）海藻苷肽主要理化特征：易溶于水，溶解度 ≥ 30%，为白色或黄色多晶粉末，具特殊香味；硫酸根含量为 20% ± 5%，岩藻糖含量为 20% ± 5%，蛋白质含量 10%~18%。

（2）组成和结构分析：

分子量测定：采用激光光散射仪和示差折射仪测定各组分分子量。

硫酸基含量：元素分析测定硫含量或比浊法测定各组分硫酸基含量。

蛋白含量：Lowry 法测各组分蛋白含量，以牛血清白蛋白为标准物。

蛋白成分分析：PAGE 电泳，紫外分光光度计法和氨基酸组分分析。

糖成分分析：甲基化、降解及已知多糖作标准，利用 IR、NMR 和 MR 测定组成与结构。

（3）结构与功效：通过比较不同分子量和化学组成的海藻苷肽清除氧自由基的活性，探讨海藻苷肽清除氧自由基活性的功效关系和作用机理。研究发现，海藻苷肽的抗氧化活性与分子量大小、硫酸根含量、糖醛酸、岩藻糖含量和糖链上中性糖的组成有关（有关海藻苷肽相关的证明材料见附录四）。

2. 海藻苷肽是自由基的"清道夫"

（1）清除自由基：羟自由基（·OH）和超氧阴离子自由基（O_2^-）是两种有代表性的活性氧自由基，可以造成机体的氧化损伤。海藻苷肽对 Fenton 反应和光照 H_2O_2 两个体系产生的羟自由基，对次黄嘌呤／黄嘌呤氧化酶和光照核黄素两个体系产生的超氧阴离子自由基有明显清除作用，且呈量效关系。海藻苷肽对它们有较强的清除作用，表明海藻苷肽是一种很好的抗氧化剂。

海藻苷肽能明显清除白细胞呼吸爆发时产生的 O_2^-，而且较高浓度时也能部分抑制白细胞呼吸爆发。呼吸爆发是人体对于外物入侵的一种自我保护，但防护过度就会造成自我损伤。海藻苷肽可以起到调节作用，避免矫枉过正，这点很重要，表明使用海藻苷肽可以作为一种抗击新冠肺炎的辅助手段。

（2）对细胞膜氧化损伤的保护与修复作用：红细胞对氧化损伤极为敏感，不仅能自身氧化解体，体外的自由基诱导剂也能使其氧化溶血，产生大量自由基。利用 H_2O_2 诱导红细胞氧化损伤细胞模型，评价海藻苷肽对红细胞氧化损伤后溶血性的影响。当海藻苷肽浓度为 2 毫克／毫升时抑制率为 32.8%，证明海藻苷肽具有一定保护红细胞膜的作用。

H_2O_2 氧化刺激对细胞膜造成氧化损伤，使其流动性变慢，不能发挥正常的功能。海藻苷肽能缓解氧化应激对细胞膜造成的损伤，保护细胞膜，使受损的细胞膜逐渐恢复功能。

（3）对脂质过氧化的抑制作用：用硫代巴比妥酸分光光度法（TBARS）

研究海藻苷肽对·OH诱发卵磷脂脂质过氧化的抑制作用。结果表明，海藻苷肽能有效清除活性氧自由基，对卵磷脂脂质过氧化有显著抑制作用。

3. 海藻苷肽是一种多靶向的免疫调节剂

海藻苷肽能增强正常小鼠腹腔巨噬细胞吞噬鸡红细胞的能力，增强小鼠碳粒廓清能力，提高小鼠血球凝集程度。海藻苷肽能增强正常小鼠特异性和非特异性免疫功能。

对于环磷酰胺所致免疫低下的小鼠模型，海藻苷肽可以通过调节血象，增加胸腺指数，提高T淋巴细胞和CD^{8+}细胞数目，促进T、B淋巴细胞增殖，改善小鼠免疫功能，证明海藻苷肽是一种多靶点的免疫调节剂。通过促进T、B淋巴细胞增殖、分化，促进NK细胞吞噬功能，诱生细胞因子（IL-2，干扰素等），全面增强机体的免疫应答能力。

我们完成了5例体弱多病人员的海藻苷肽试用试验。受试者每日服用300毫克海藻苷肽，服用90天。经医生检查，受试者的消化系统、神经系统、

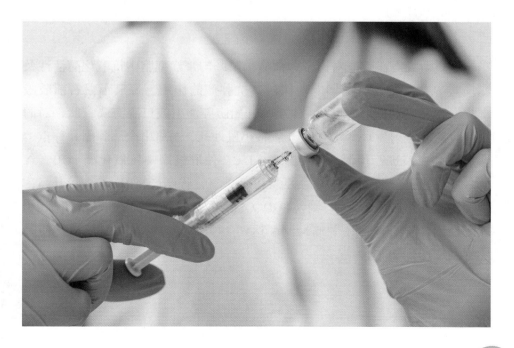

呼吸系统及循环系统均无不良变化，免疫力有所提高。

4. 抗辐射效应

微波辐射（HPM）对人体神经系统、免疫系统、心血管系统及生殖系统等存在不同程度的损伤效应，除了屏蔽与吸收等物理防治方法外，缺乏疗效显著且安全性高的防治药物。据试验，研究人员以 30 毫瓦 / 厘米 ^{2} 辐射量致大鼠免疫功能降低，脑和睾丸氧化损伤，再给大鼠服用海藻苷肽 150 毫克 / 千克体重·天，能明显增加白细胞数和淋巴细胞数，缓解辐射致大鼠脑和睾丸形态学损伤，抑制辐射致睾丸组织黄嘌呤氧化酶（XOD）、髓过氧化物酶（MPO）、丙二醛（MDA）和蛋白质羰基（PCO）升高，提高脑组织超氧化物歧化酶（SOD）、过氧化氢酶（CAT）活性。海藻苷肽可降低 XOD、MPO 等自由基生成相关酶活性，增加 SOD、CAT 等抗氧化酶活性，降低 MDA、PCO 等自由基代谢产物含量，是其防治 HPM 所致机体氧化损伤的机制之一。

5. 抗肿瘤功效

通过研究海藻苷肽对正常和荷瘤小鼠肝匀浆红细胞中抗氧化酶活性及脂质过氧化产物含量的影响，探讨其抗肿瘤的作用。每只小鼠右前肢腋部皮下接种 S180 肿瘤细胞，24 小时开始腹腔注射或口服海藻苷肽，对照组每日腹腔注射生理盐水。10 天后将小鼠处死，剥离出全部肿瘤并称重，取肝脏和血液进行检测。移植肿瘤 S180，使肝组织中抗氧化酶 SOD、谷胱甘肽过氧化物酶（GSH-Px）活性降低，氧化代谢产物 MDA 含量升高；腹腔注射或口服海藻苷肽，则使 SOD、GSH-Px 活性增增加，MDA 含量降低。腹腔注射海藻苷肽可使肿瘤抑制率达到 39.13%，口服海藻苷肽也能使肿瘤抑制率达到 28.04%。

6. 抗病毒的作用

（1）抗乙型肝炎病毒作用：通过体外抑制乙型肝炎病毒 DNA 聚合酶；在 HBV 转染的人肝癌细胞（2215 细胞）培养中抑制 HbeAg、HbsAg 的分泌；鸭乙型肝炎病毒感染鸭口服海藻苷肽，可抑制血清 DHBV-DNA 水平，未见毒性作用。体外、细胞、体内的试验结果表明，海藻苷肽是一种具有特殊优势的抗乙肝药物（见附录四）。

（2）抗艾滋病病毒（HIV）作用：海藻苷肽可在体外抑制 HIV-1 逆转录酶活性；在 T 淋巴细胞培养中可干扰病毒与细胞结合，阻止合体的形成，抑制病毒复制，可以直接杀灭病毒；在人外周血单核细胞培养中抑制 HIV-1 P_{24} 抗原表达；与抗艾滋病病毒化学合成药 AZT 联合应用，可提高抗病毒作用，降低 AZT 毒性。海藻苷肽具有较高的临床应用价值。

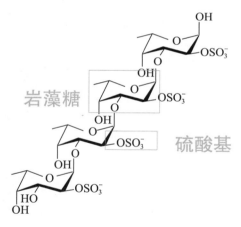

岩藻多糖的分子结构

通过艾滋病患者服用海藻苷肽一年的临床观察，进行统计分析，证实海藻苷肽可改善艾滋病患者临床症状，提高生活质量，能够稳定并提高患者免疫指标 CD4，对于病毒载量具有一定的抑制作用。海藻苷肽 6 克辅助治疗组对免疫指标的改善，明显优于 3 克辅助治疗组。在海藻苷肽 3 克组的辅助治疗过程中，CD4 绝对计数并没有显著性的变化，但 CD8 下降，CD4/CD8 比值升高明显，前后具有统计学的差异，提示海藻苷肽对艾滋病患者的免疫异常状态有所调节。同时发现，海藻苷肽 6 克组免疫指标的改善较 3 克组有显著性差异。

（3）抗新冠病毒的作用：当前各国科学家都在寻找能有效防治新冠病毒的特效药物。朱蓓薇院士研究团队研究发现，岩藻多糖和角叉菜聚糖在 3.90~500 微克 / 毫升浓度下具有显著的抗病毒活性；海参硫酸化多糖表现出最强的抑制活性，IC50 为 9.10 微克 / 毫升。它通过与 S 糖蛋白结合，可阻止冠状病毒宿主细胞进入。海藻苷肽岩藻糖含量为 15% 左右，属于岩藻多糖类物质，具有抗击新冠病毒的潜在能力。

一、"四抗"健康工程

1. 什么叫"四抗"？

抗衰老、抗慢性病、抗辐射、抗病毒，简称"四抗"。

人体衰老是自然规律，但采取科学的手段可以延缓衰老，延长人的寿命。据称，人的寿命长短 70% 取决后天因素。

慢性病已成为社会广泛存在的健康问题。当前的医院治疗，可能挽救了生命，但往往无法治愈疾病，病人成为慢性病患者。老年人多数患有慢性病，许多中青年人也存在不同程度的亚健康问题。能够减轻慢性病患者痛苦，甚至治愈疾病的，往往是非手术、非化学药物手段。如中医中药、全息营养、自然疗法，采取科学的生活方式等。

现代人已经处于各种辐射环境中，如手机、电脑、家电都会产生不同程度的辐射。将人体辐射损伤降到最低程度，成为人们当前迫切的需求。

病毒性疾病已成为威胁全人类生存的重大问题，尤其是新冠病毒打破了全人类的认知，抗疫成为常态化。

所以，衰老、慢性病、辐射过多、病毒性疾病是涉及全民健康的普遍问题，"四抗"健康工程成为全国全民的最大需求。

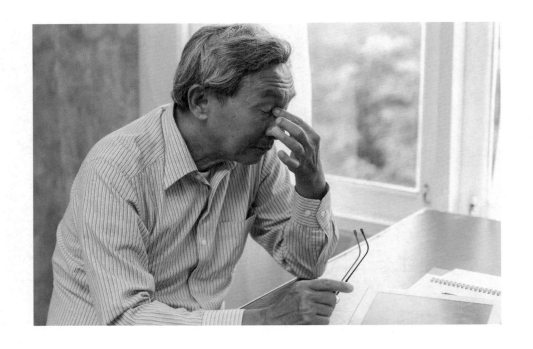

2. 抗氧化是实现"四抗"健康工程的手段

自由基在体内异常过多是引发多种疾病的重要因素，人们称自由基是百病之源，是健康杀手。衰老、慢性病、辐射过多、病毒病都与自由基有关，抗氧化可以清除和抑制产生过多的自由基。采取抗氧化的手段，可以有效帮助"四抗"，实现全民、全生命周期的健康需求。可以说，抗氧化是科学技术手段，是健康的抓手。

3. 实现"四抗"健康工程的途径

（1）首先要通过健康科学普及教育，增强全民健康意识。

（2）推广科学的生活方式，改变不良的生活习惯，借鉴世界卫生组织的健康四大基石："合理膳食，适当运动，戒烟限酒，生理平衡"。

我们建议让人们回归自然、生态颐养，实现"三浴、四疗、一核心"。即开展森林浴、日光浴、温泉水浴，食疗、动疗、药疗、心疗，保持好心态是核心。

（3）补充服用抗氧化剂，增强人体免疫力，增强对疾病的自愈力。如从维生素 C、E、A"三剑客"，过渡到第四代抗氧化剂——虾青素，效果更好。科学无止境，科学家会不断推出更新更好的抗氧化剂、功能性食品等。

（4）在国家一级健康协会组织支持下，建立生态康养产业联合体，实现切实可行的康养项目落地开花。

二、抗氧化可抗衰老

2000 年我国 65 岁以上人口占总人口的 7%，已进入"老龄化"社会。健康是老龄化面临的核心问题，抗衰老是老年人的根本需求，而抗氧化是抗衰老的主要途径和重要手段。从抗氧化入手抗衰老，是健康生活的第一解决方案。

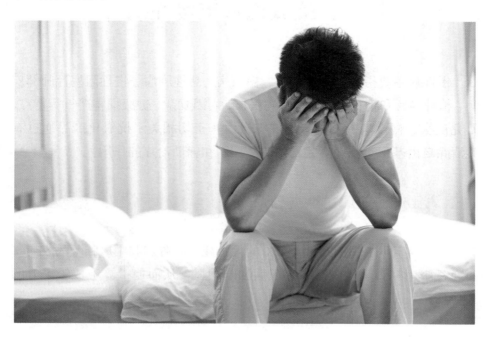

自由基是衰老的重要因素，适时适量补充抗氧化剂，可以清除有害自由基，起到延缓衰老的作用。

《英国营养学杂志》相关研究论文证实，补充虾青素对阿尔茨海默病的进展有积极影响。每日补充 6~12 毫克虾青素，12 周后磷脂过氧化物浓度可降低 50%。虾青素能够穿越血脑屏障，大幅度降低磷脂过氧化物对神经系统的氧化损伤。研究人员表示，补充虾青素能改善红细胞抗氧化症状和磷脂过氧化物的水平，进而预防阿尔茨海默病。

2006 年美国发表了《对胡萝卜素的研究》一文：选用 49 名健康女性，其中 28 名每天用虾青素 4 毫克，21 名对照组服用安慰剂。在第 3、第 6 周时分别测定皮肤参数，如皮肤含水量、皮肤干燥度、皮肤弹性、皮肤皱纹。超过 50% 的服用虾青素受试者，皮肤水分和弹性提高了，皱纹也改善了。

韩女士是一名妇科医生，38 岁进入更年期。经朋友推荐用虾青素半年多，皮肤状态得到改善，一些更年期的症状（如失眠、手脚冰凉、盗汗等）也消失了，身体状况明显改善，整个人看起来年轻不少。

三、抗氧化可抗慢性病

慢性病主要指心脑血管疾病、糖尿病、恶性肿瘤、慢性阻塞性肺部疾病、精神异常和精神病等，具有病程长、病因复杂、健康损害严重等特点。研究证实，慢性病的发生、发展与自由基密切相关。抗氧化产品通过有效清除自由基，对慢性病起到预防、控制和辅助治疗的作用。

1. 抗氧化剂对心血管疾病有益处

据世界卫生组织网站称，24% 的人会死于心脏病和中风相关的疾病，而通过服用虾青素，能防治心脏病和脑中风，从而使世界上成千上万的人受益。

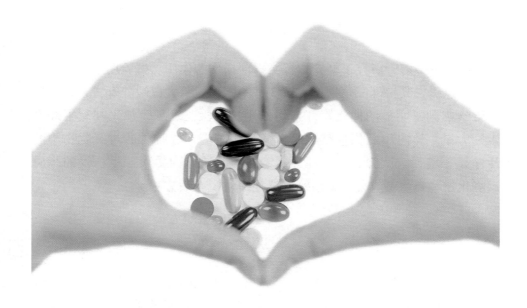

　　一项虾青素控制血脂能力的试验，受试者服用虾青素每天最低剂量
1.8 毫克，最高剂量 21.6 毫克，持续 14 天。试验结果表明，虾青素能抑
制低密度脂蛋白氧化，并可能预防由此造成的动脉粥样硬化。

2. 抗氧化剂预防糖尿病及其并发症

　　现代医学证明，无症状炎症能够诱发糖尿病，而虾青素可通过预防无
症状炎症，进而预防糖尿病及其并发症。

　　血糖含量高，就具有高氧化压力，对人体血管和脏器都会产生损害，
最常见的为糖尿病肾病。虾青素能阻止和修复因过氧化而受损的胰岛细
胞（胰岛细胞控制人体胰岛素的分泌和活性），这对糖尿病患者来说意
义非凡。研究者给患有糖尿病和肥胖症的小鼠喂食虾青素，结果小鼠的
血糖显著降低，而且维持了积累胰岛素的能力。

3.抗氧化剂对胃炎、胃溃疡和胃损伤的保护作用

韩国的金博士研究了虾青素预防胃部损伤的作用。试验用萘普生喂养大鼠,以引发其胃部溃疡损伤。按3种不同剂量给大鼠喂养虾青素,结果虾青素起到了明显的抑制胃部损伤作用。试验还发现,预先补充了虾青素的大鼠,体内超氧化物歧化酶、过氧化氢酶和谷胱甘肽过氧化物酶的活性显著增强。试验表明,虾青素清除了大鼠体内由萘普生诱发的脂质过氧化物和自由基成分,为治疗胃溃疡提供了有效方法。

4.抗氧化剂缓解关节疼痛

一项对274位使用虾青素的骨关节炎和类风湿性关节炎患者的问卷调查显示,80%患者背部或关节疼痛等症状都有了明显改善。6年后又进行了调查研究,结果相同,其中,84%的关节肌肉或者肌腱疼痛患者表示虾青素非常有效,83%患者疼痛明显减轻,60%患者灵活性提高。

5.抗氧化剂对类风湿性关节炎效果好

一项临床研究试验共24个受试者,其中,14人服用虾青素,7人服用安慰剂。试验持续8周,结果显示,使用虾青素的人疼痛得分在4周时下降了10%,试验结束时下降了35%。对照组的疼痛得分,在试验过程中基本上保持不变。虾青素的受试者满意度得分,在试验的第4、第8周分别提高了15%和40%。

6.抗氧化剂能提高精子质量

虾青素最令人惊奇的功效之一,就是它能帮助夫妻受孕。试验中有20对夫妇,男性都诊断为精子质量欠佳。男子每天补充高剂量的天然虾青素16毫克。3个月后有50%不孕男子的妻子怀孕!研究人员发现虾青

素试验组精子的活性氧减少了，精子的运动性、速度和形态都得以改善。试验结果，补充天然虾青素能够提高精子的质量，有助于夫妻受孕。

7. 抗氧化剂可以降血脂

北京神经外科专家肖主任，对自己的高血脂束手无策，除口服他汀类的降脂药和控制饮食加强运动外，真没有别的好办法。每天早餐后口服20毫克虾青素，1周后感觉精力充沛了些。他3个月后体检，发现血脂指标都正常了。

8. 抗氧化剂可辅助治疗眼病

山东青岛赵女士，54岁，确诊为视神经炎。医生建议用激素治疗，但考虑到副作用大，没有接受。朋友推荐服用虾青素和叶黄素酯，每天各4粒，1个月后视神经炎症状消失。

四、抗氧化可抗辐射损伤

现代人已经处于各种辐射环境中生活和工作，如不离身的手机、工作的电脑、生活中的家电等。

虾青素可抵抗紫外线辐射损伤，重建皮肤天然的抗氧化平衡能力。同时虾青素具有天然抗炎作用，可以有效减轻水肿和红斑。虾青素是天然的美肤产品。

某男，65岁，自行车运动员，为了防晒服用虾青素。每周3天，每天在户外骑车5~6小时，不用任何防晒霜，不但没被晒伤，且比以前更加容光焕发。

孙先生，40岁。因常年从事广告工作，每天长时间使用电脑、手机，开始出现眼花眼涩、视力减退症状。吃虾青素 3 个月，眼不花不涩，视力也不再减退。

五、抗氧化可抗病毒性疾病

病毒性疾病已成为威胁全人类生存的重大问题，尤其是新冠病毒打破了科学家和全人类的认知，传播范围广，变异速度快，成为人类健康的头号杀手。新冠肺炎是患者体内过激的免疫反应产生大量自由基，自由基堆积引起细胞膜脂质过氧化，改变细胞膜通透性，结构蛋白受损，细胞内遗传物质畸变，诱发细胞凋亡或死亡，造成呼吸衰竭、心力衰竭、肝衰竭等。专家建议使用抗氧化剂辅助治疗新冠肺炎，减少机体炎症反应，抑制细胞凋亡，防止多脏器损伤。

一、对抗氧化剂的解惑

1. 抗氧化剂可以治病吗？主要作用是什么？

抗氧化剂可以制成保健品、功能性食品、化妆品等。按国家规定，除非正式药品，均不属于"治病"，所以服用抗氧化剂不属于治病。大家知道人体内异常的自由基是百病之源，抗氧化剂是自由基的克星，有许多突出的优点，最重要的两大生理功能是抗氧化和抗炎症。一是其对因为氧化应激导致的众多慢性疾病有康复效果。二是对于非菌性炎症，如红斑狼疮、关节炎等有效。

抗氧化剂的主要作用是抗衰老、抗辐射、抗慢性病、抗病毒，简称"四抗"。

2. 抗氧化剂有副作用吗？

抗氧化剂来源于天然产物，未经任何化学加工，按适宜剂量服用没有毒副作用。藻类、三文鱼、蛋黄均含有虾青素成分，人们一直食用，并不是什么新成分。至今未发现天然虾青素存在副作用和禁忌证的报道。

3. 天然抗氧化剂与合成的抗炎药的区别?

化学合成的抗炎药,如青霉素、头孢类药物都有毒副作用。欧美国家早就禁止医生随意给病人用抗生素了,我国也已严令遏制抗生素的滥用。天然抗氧化剂可能消炎止痛效果比较缓慢,但持续服用效果明显,且无任何毒副作用。人服用虾青素 2~4 周后,就会缓解疼痛,增强体力。

4. 抗氧化剂有这么神奇吗?

欧美国家已经广泛使用抗氧化剂多年,有代替化学药物治疗的发展趋势。如日本和韩国,虾青素是炙手可热的健康产品,已开发出 2 000 多款产品,广受欢迎。

5. 合成的抗氧化剂与天然抗氧化剂一样吗?

不一样。人工合成的抗氧化剂多数有毒副作用。天然物质提取浓缩的抗氧化剂没有毒副作用,可安全服用。

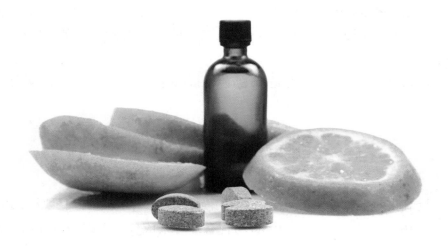

二、正确服用抗氧化剂

1. 如何服用抗氧化剂更有效？

（1）明确你要解决什么身体问题，有目的地选择抗氧化剂种类和剂量。

（2）抗氧化剂分水溶性、脂溶性和水脂两溶的，吸收能力不同。明确你对抗氧化剂的吸收能力，再选择抗氧剂的种类和剂量。

（3）选择服用抗氧化剂的时间。建议在吃饭（早餐）时与食物搭配服用抗氧化剂，有利于吸收。

2. 抗氧化剂适合哪些人服用？

抗氧化剂不是药品，具有预防和保健功能，在治未病、治将病和慢性病康复中可以发挥重要作用，适合广泛的人群服用。

对于健康的婴幼儿和青少年，不建议服用。

适于服用的人群有：

（1）疼痛类（如关节炎、痛风等）患者。

（2）心脑血管疾病（高血脂、痛风等）患者。

（3）糖尿病及其并发症、高血糖患者。

（4）有炎症患者。

（5）肺、肝、肾疾病人群。

（6）眼疾患者。

（7）老年性疾病（阿尔茨海默病、帕金森综合征）患者。

（8）患更年期综合征的女性。

（9）不育男性。

（10）美容人群。

（11）癌症（特别是放疗、化疗）患者。

（12）亚健康人群。

3. 抗氧化剂服用剂量?

针对个人不同的体质和不同症状,每天服用虾青素的剂量如表4所示。

表4　　　　　　　　虾青素作用和建议用量　　　　　（单位: 毫克 / 天）

用途	建议用量
抗氧化	4~8
抗心血管疾病	8~12
抗脑和神经系统疾病	8~12
抗眼部疾病	4~8
抗炎症	4~12
美容	2~4
调节免疫	2~4
抗疲劳	2~8

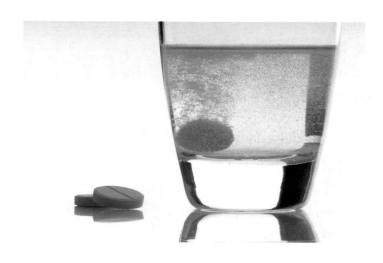

天然抗氧化剂不同于化学药物，需要服用较长时间，逐步改善健康状况，增强身体自愈能力。适宜服用人群开始几个月可以增大剂量服用，之后再降至保健量，见效可能快些。

4. 抗氧化剂可以与其他药物一起服用吗？

一般抗氧化剂可以与药物一起服用，特别是天然的、药食两用的抗氧化剂。

5. 什么人不宜服用抗氧化剂？

婴幼儿、青少年、正常健康人不需要外源补充抗氧化剂，因为他们身体有足够的抗氧化能力。

孕妇及乳母建议暂不服用抗氧化剂，要确保婴儿正常发育成长。

三、应用虾青素解惑

1. 虾青素的安全性

中国疾病预防控制中心营养与健康所石丽丽等，通过毒理学评价试验评估虾青素的食用安全性。结果显示，虾青素对雌、雄大鼠的急性经口最大耐受量（MTD）均大于 19.09 毫克 / 千克体重。Ames 试验、小鼠骨髓微核试验和精子畸形试验结果，均未见该样品有致突变作用。大鼠 30 天喂养试验，结果各项指标正常，均未见明显毒性反应。得出结论，虾青素急性毒性分级属无毒级，无遗传毒性，在该试验研究剂量和条件下虾青素未见明显毒副作用。

2. 健康的人服用虾青素的好处

现代人由于快节奏的工作、学习、生活，身体大多处于超负荷状态，也就是人们常说的亚健康。据世界卫生组织统计，真正健康的人群占 5%。20% 的人有各种各样疾病，剩下的 75% 人群处于亚健康状态。亚健康也是病，是疾病的早期阶段，比如疲劳、乏力、头昏、失眠、烦躁、注意力不集中、记忆力下降等，医学上称为"慢性疲劳综合征"。

对于健康人来说，服用虾青素能预防疾病，减缓人体的氧化速度，抵抗衰老，延长寿命。对于处于亚健康状态的人来说，虾青素就是最好的抗疲劳剂。服用虾青素后，您会感到精力充沛了，体力增强了，工作和生活效率提高了。

3. 怎样辨别伪劣虾青素？

（1）看标识。看外包装上有没有国家食品药品监督管理总局的批准文号，即蓝帽子标志；或国家质量监督检验局批准的 QS 生产许可证标志及执行标准，二者有其一即可。

（2）看颜色。天然虾青素呈深红色，一般劣质虾青素颜色较浅。真正的天然虾青素容易被氧化，在阳光和空气暴露的条件下，会 1~2 天逐渐褪去红色。3~5 天都不褪色的，就一定不是天然虾青素。

4. 哪些人不宜吃虾青素？

（1）海鲜过敏者：虾青素属于海鲜产品。对于海鲜产品过敏的人不宜吃虾青素，否则，就会出现过敏，甚至会危及生命。

（2）12 岁以下儿童：虾青素是典型的保健品，而保健品主要是针对成年人，12 岁以下的儿童禁止服用。

（3）孕妇：孕妇不要服用虾青素，因为毕竟怀孕是特殊阶段，要确保胎儿安全。

5. 服用虾青素的注意事项

（1）服用虾青素时不要吸烟、酗酒、熬夜，这些因素会导致虾青素的保健功能下降。

（2）有条件的可以查尿中脂质代谢产物 MDA 等含量的变化，以观察使用效果。

（3）用虾青素美容时，外用加内服可能效果会更好。

（4）有极少数胆功能障碍的患者，服用虾青素后大便变成红色，这表示对虾青素消化吸收不良，建议减少服用量。

四、防毒抗疫，为什么需要抗氧化剂?

1. 早在新冠病毒肆虐之前，科学试验就已证明，抗氧化剂在抑制肝炎病毒、艾滋病病毒、非典病毒方面有效。

2. 新冠肺炎造成重症死亡，波及全球。世界卫生组织、科学界，包括中国的专家和医生，呼吁所有人补充维生素 C，增强免疫力，预防传染。

3. 免疫力是人体健康的保障，自愈力是疾病康复的根本。

为什么同样条件下，有人被感染，有人却安然无恙?

为什么最大受害者是老年人，特别是有基础病的人?

根本原因是每个人的免疫力强弱不同!

外源补充抗氧化剂，是增强人体免疫力和自愈力的有力措施。

（1）当细菌、病毒侵入人体时，必然引起机体的免疫反应，免疫细胞释放自由基，消灭体内的细菌、病毒，就如同枪发射出子弹，杀伤敌人。

免疫力低下的人，免疫反应不力。抗氧化剂可以增强机体的免疫能力，帮助人体构筑健康第一道防线。

（2）当细菌、病毒严重破坏组织细胞时，就会引起"免疫风暴"，即释放出大量、过量的自由基，伤害正常的健康细胞，造成病理性炎症。例如，新冠肺炎重症病人肺泡组织充满组织液，最终窒息而亡。

外源补充抗氧化剂，会消除大量异常自由基，消除病理性炎症，制止"免疫风暴"，帮助人体构筑生命第二道防线。

4.维生素C是抗氧化剂家族里的第一代产品，水溶性，有一定局限性。我们可以选择抗氧化能力和抗炎能力、渗透力均强的"三强"抗氧化剂，防毒抗疫效果更好。

一、抗氧化检测与评价

1. 人体自由基水平的测定

由于含有一个不成对电子的自由基非常活跃，所以寿命非常短，常以毫秒或微秒记，因此，检测自由基的难度可想而知。借助电子自旋共振等技术和自旋捕集剂，国内外的科学家们已经捕捉到了一部分自由基。电子自旋共振波谱法（Electron Spin Resonance Spectroscopy，简称 ESR 波谱法），是一种根据电子自旋共振波谱吸收程度，检查组织、细胞中的自由基及其状态的方法。ESR 波谱法的工作原理是利用适当的自旋捕捉剂与活泼的短寿命自由基结合，生成相对稳定的自旋加合物。用电子自旋共振波谱法可以检测自旋加合物的数量，再计算原来自由基的数量。近年来随着科技发展，出现了越来越多的自由基检测设备，如纳米传感器、氧化还原电位检测仪、DDFAO 鹰眼系统，被成功应用于人体的自由基水平监测。

这里我们介绍一种方法，是利用尿间接快速检测人体内的自由基水平。

（1）自由基测试原理：因氧化反应，人体会代谢产生一种过氧化脂质产物 MDA，而 MDA 会随尿液被排出体外。生物试剂可以检验尿中的 MDA 浓度，来判断体内自由基水平是否超标。

（2）自由基测试方法：如下图所示。

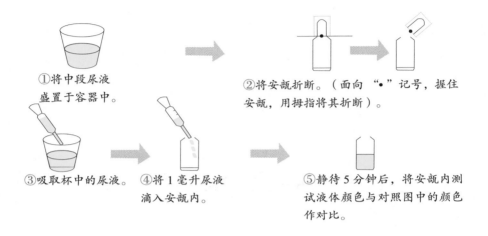

①将中段尿液盛置于容器中。

②将安瓿折断。（面向"•"记号，握住安瓿，用拇指将其折断）。

③吸取杯中的尿液。

④将1毫升尿液滴入安瓿内。

⑤静待5分钟后，将安瓿内测试液体颜色与对照图中的颜色作对比。

（3）自由基测试结果：如下图颜色所示。

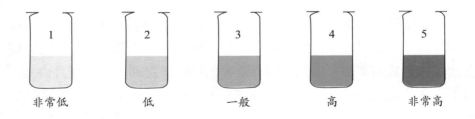

1	2	3	4	5
非常低	低	一般	高	非常高

非常低——人体内自由基含量非常低。

低——人体内自由基含量低。

一般——鼓励多吃黄绿色蔬菜和服用抗氧化剂。

高——戒烟限酒，提倡多吃黄绿色蔬菜和服用抗氧化剂。

非常高——禁烟限酒，加强锻炼，多吃绿色蔬菜，建议长期服用抗氧化剂。

2. 人体抗氧化检测

我们知道，人体处于氧化和还原的动态平衡中，抗氧化剂水平和自由基量之间的动态平衡，可以称为"健康保卫战"。通过抗氧化检测，可以了解人体自由基的水平和抗氧化能力。

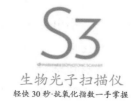

生物光子扫描仪
轻快30秒·抗氧化指数一手掌握

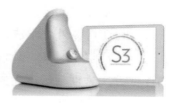

生物光子扫描仪是以"诺曼共振光谱法"为基础技术，由美国犹他州州立大学物理系Gellerman博士等研发的一种非侵入性测量抗氧化剂设备。生物光子扫描仪是利用光学信号测量皮肤类胡萝卜素含量。类胡萝卜素是一种高效抗氧化剂，可以抵御自由基侵袭，是体内抗氧化防御的第一道防线。您只需将手放在蓝色低能激光束前，便可轻松得到皮肤中类胡萝卜素含量指数，了解身体抗氧化状况。若体内类胡萝卜素含量低，则易受自由基的侵害，影响健康。

根据测试结果由低向高，分为差、较差、一般、良好、理想5个等级。

差　　1万~1.9万国际单位

较差　2万~2.9万国际单位

一般　3万~3.9万国际单位

良好　4万~4.9万国际单位

理想　5万国际单位以上

对于测试结果较差的人，建议适当补充抗氧化剂。

3. 抗氧化剂的抗氧化检测与评价

随着人们对健康生活的诉求越来越强烈，在日常饮食和生活中都会应用到抗氧化的知识。大量具有抗氧化作用的保健食品、功能性食品上市，存在介绍概念模糊，甚至张冠李戴的现象，亟待规范化、标准化、产业化。

抗氧化活性测定的目的，是客观、准确地评价抗氧化剂功效，既要测定待测物的含量、化学成分及其抗氧化能力，又要考虑抗氧化评价方法的灵敏性和稳定性。目前抗氧化活性评价方法很多，各具特色、优势，也有局限性，不可能用一种方法就能准确反映某一抗氧化剂的抗氧化活性。所以，有必要在大量试验研究的基础上，基于不同用途，建立起一系列完整的抗氧化活性评价体系和方法。

抗氧化能力评价包括化学法、细胞法、体内法。化学法比较简单，适合于大批量样本的筛选评价。但是，由于在机体新陈代谢的过程中干扰因素众多，使得体外化学法评价是不足取的。体外常用的清除自由基抗氧化方法，往往是针对某一种自由基而言的，不同自由基的评价结果不同。不同评价方法分别基于不同的反应原理，各自存在自身缺陷。因此，需要筛选抗氧化评价方法，梳理形成标准评价体系，实施标准评价体系验证研究。

Eberhardt 等于 2000 年开始，应用细胞培养来测定物质的抗氧化活性。抗氧化化合物通过直接降低细胞氧化伤害，或者降低影响细胞氧化还原平衡物质的含量，来达到抗氧化的效果。通过培养细胞，可以研究抗氧化化合物对于不同组织细胞的抗氧化效果，同时能够达到高通量的测定效果。刘瑞海等进行的 CAA 试验，将抗氧化活性的评价提高到一个新水平，是抗氧化研究领域的突破。以人体肝癌细胞 HepG-2 为试验模型，观察抗氧化物质在细胞中的反应情况，如抗氧化成分在细胞内的生物利用率、吸收和代谢情况。继 CAA 方法建立之后，许多研究者在 CAA 的基础上建立了其他细胞模型的抗氧化活性评价方法，丰富了细胞抗氧化方法。但是，细胞抗氧化方法也存在如何正确选择细胞模型、试验方法、对照试验、缺乏统一标准等问题。

试验动物，包括单细胞酵母、多细胞线虫、无脊椎动物果蝇、脊椎动物斑马鱼、哺乳类动物小鼠，以及灵长类动物恒河猴等。从最简单的单细胞，到最复杂的灵长类动物，从这些动物模型中探寻抗氧化的奥秘，筛选抗氧化延缓衰老的药物或者保健食品。它们大多系统相对简单、成本低、研究时间短，是研究抗氧化机制的理想动物模型。动物临床试验无疑是评价抗氧化活性的最好方法，不仅可以反映体内抗氧化活性和其他多种作用效果，还能够评价血液及组织器官中的 MDA、谷胱甘肽（GSH）和同型半胱氨酸等指标，以及 SOD、GSH- Px 等酶活性和基因表达，同时也能够获得受试动物的生物利用度、代谢及作用机制等信息，因而被广泛应用于抗氧化作用的评价。

二、抗氧化标准与认证

1. 抗氧化标准

近年来抗氧化产业发展迅速，广泛涉及饮食业、医药业、医美业、医养业等，抗氧化产品也层出不穷。但是，国内外均无系统和统一的评定标准，有的滥竽充数，有的夸大其词，严重影响了抗氧化产业的健康发展。

国内一些抗氧化剂生产企业，一直站在研发保健产品的前沿，努力打造抗氧化评价体系，提升企业的创新能力。一流的企业做标准，许多企业也纷纷提出抗氧化需要科学化、规范化、标准化。

孙存普教授专家团队组织有关企业，共同制定抗氧化标准及评定方法。于 2020 年发布《抗衰老 - 抗氧化评价方法总则》（团体标准，T/ZGKSL 001-2020），介绍了受试动物抗氧化能力的评价原则、要求、方法选择和判定标准，这是抗氧化检测与评价的第一个团标。

现在审定推出的《抗衰老 - 抗氧化标准与评定方法总则》，是一个抗衰老领域中抗氧化行业团体标准，而且是一个总则，就是总的纲领性标准。在此基础上，可以按产品（对虾青素、番茄红素）等制定标准和细则。在评定技术方面也可以细分标准，如分子水平、细胞水平、整体水平的不同检测标准。我们希望通过几年总则的试行，逐步修订完善，升级为正式的行业标准，甚至国家标准。我们的最终目的，是通过制定抗氧化标准，建立起一套完整的、科学的评价体系，包括规范化的，可实施的评价方法。

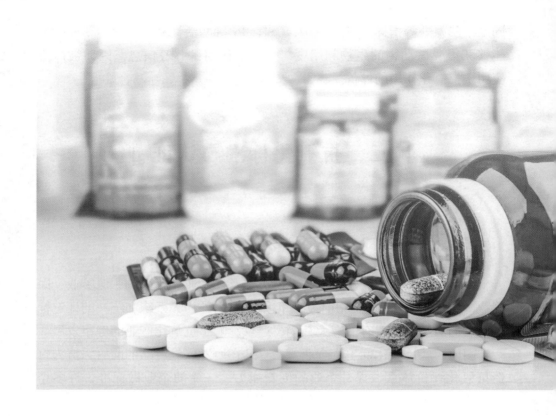

2.认证

所谓认证,是指有关体系、产品、服务和人员的第三方证明,类似于"担保人""证人"。

产品认证,是由"第三方"通过检验评定企业的质量管理体系和样品试验,来确认企业产品是否符合特定要求,是否具备持续稳定地生产符合标准要求产品的能力,并给予书面证明的程序。

如果一个企业的产品通过了"第三方"产品认证,就可获得认证机构颁发的"认证证书",并允许在认证的产品上加贴认证标志。这种被国际上公认的、有效的认证方式,可使企业或组织经过产品认证树立起良好的信誉和品牌形象,同时让消费者可通过认证标志来识别商品的质量好坏和安全与否。目前,世界各国政府都通过立法的形式建立起这种产品认证制度，以保证产品的质量和安全、维护消费者的切身利益，这已经成为一种新的"国际贸易壁垒"。

我国的绿色食品认证始创于 1990 年，基本理念和宗旨是提高食品质量安全水平，增进消费者健康；保护农业生态环境，促进可持续发展。绿色食品认证借鉴国际经验，结合中国国情，创建了"以技术标准为基础，质量认证为形式，商标管理为手段"的发展模式。绿色食品认证成为具有较高公信力和影响力的品牌，一个富有成长性的新兴产业，目的是让安全健康的食品被大家所接受。

综上所述，产品认证传递"信任"，给企业和消费者带来以下好处：

（1）指导消费者选购满意的商品；

（2）给销售者带来信誉和更多的利润；

（3）帮助生产企业建立健全有效的质量体系；

（4）节约大量检验费用；

（5）国家可以将推行产品认证制度作为提高产品质量的重要手段；

（6）实行强制性的安全认证制度，是国家保护消费者人身安全和健康的有效手段；

（7）提高产品在国际市场上的竞争能力。

一、时刻离不开的"健康卫士"——抗氧化剂

我们需要时刻呼吸氧气，氧分子进入细胞，到线粒体里产生能量，供细胞发挥生理功能。伴随着 2%~3% 氧分子变成了氧自由基，并且产生自由基链式反应，衍生出系列氧自由基。

这些自由基会随时破坏细胞组织，必须有抗氧化剂去消除它们，我们身体时时刻刻处于这种产生和清除的动态过程中。生命不息，这个过程就不止！所以，抗氧化剂就是我们时刻离不开的"健康卫士"。

健康的人通过饮食获取营养，如蔬菜、水果、谷物等均含有不同种类的抗氧化剂，人体自身也会生成抗氧化剂，如大量的生物酶。一旦人体衰老或者患病，自身的抗氧化能力减弱了，就必须补充外源性抗氧化剂了。通过抗氧化的途径，实现抗衰老、抗慢性病、抗辐射、抗病毒的全民健康需求，这就是我们倡导的抗氧化"四抗"健康工程。

二、实施"四抗"健康工程，有力推进 《"健康中国 2030"规划纲要》

《"健康中国 2030"规划纲要》提出普及健康生活、优化健康服务、完善健康保障、建设健康环境、发展健康产业、健全支撑与保障、强化组织实施七方面的战略任务，把全民健康放在优先发展的战略地位。"四抗"健康工程就是组织研发、开拓更多的抗氧化技术，在大数据的基础上建立全民抗氧化健康指数，建立标准化、规范化、产业化的抗氧化体系，助力健康中国行动，为实现《"健康中国 2030"规划纲要》规定的目标添砖加瓦。

推广科学的生活方式，改变不良的生活习惯，"合理膳食，适当运动，戒烟限酒，心理平衡"。我们建议让人们回归自然、生态颐养，实现"三浴、四疗、一核心"。即开展森林浴、日光浴、温泉水浴，食疗、动疗、药疗、心疗，保持好心态是核心。

在国家一级协会组织支持下，建立生态康养产业联合体，实现切实可行的康养项目落地开花。

三、抗氧化剂将不断推陈出新、永续发展

随着时间推移，影响人类健康的主要因素也在不断变化。早年，饥饿、战争、瘟疫是影响人类健康的主要因素。如今现代生活方式病成为主流，人称"富贵病"，如心脑血管病、糖尿病、肿瘤、神经系统疾病等，是亟待解决的重要健康课题。尤其意想不到的是，近年来不断出现的病毒性疾病，对人类生命形成极大挑战。

百年来，人们不断从藻类、动物、生物制剂中提炼出各种抗氧化剂，

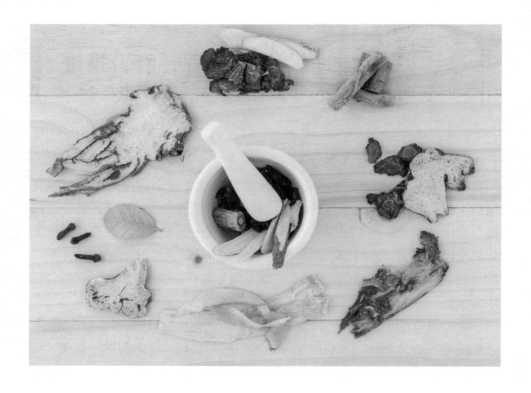

抗氧化剂已历经四代。随着科技水平不断提高，人们必将会不断研发出一代又一代的抗氧化剂。中医中药是我国的独特优势，中草药是丰富的宝库。人们必会在药食同源的天然资源中，按照中医理论，寻找出优越的新型抗氧化剂。

四、生命的终极目标

人类生命的终极目标是什么？

《黄帝内经》已给出了答案：颐养天年，无疾而终！

《黄帝内经》告诉我们，人应该快乐的养生养老，活到 100 岁，自然衰老而终。这才是人类生命的最高境界，终极目标。

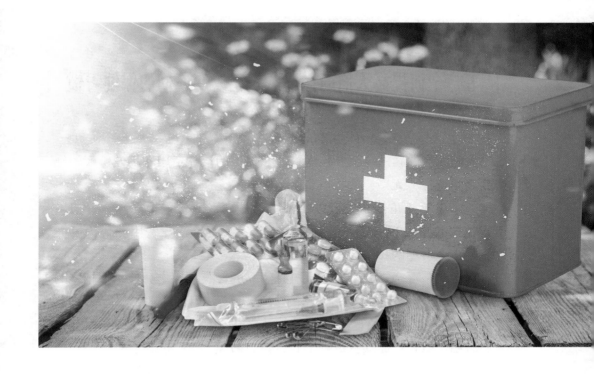

怎么实现这一目标？

许多人平时不懂得预防疾病和保健，患病时一头扎到医院，把一切交给医院和医生，结果常常是病没有治愈，还需要终生吃药，靠手术刀片和化学药片活着。

要学会养生保健、预防疾病，治未病、治将病，患病之后不依赖手术刀片和化学药片，要依靠中医中药和自然医学。人类本是从森林大自然中走出来的，应当回归自然、亲近天然、均衡膳食、合理运动、戒烟限酒。这样才能达到身心平衡、预防疾病的目的。现代人工作忙碌、心理压力大、生活不规律，致使体内氧化垃圾多，而抗氧化能力降低。日积月累身体不堪重负，才会致病。每天服用品质优良的抗氧化剂，可以帮助你增强身体抗氧化能力，增强免疫力，抵御疾病。

五、全面提高人们的保健意识，改变人们的保健习惯

人们面对凶猛的疫情和疾病，若在昂贵的治疗费用和高效价廉的健康产品之间选择，无疑会选择后者。

一个口罩几角钱，就可以将预防新冠病毒的效果提高60%。如果舍不得花这几角钱买口罩，一旦感染上新冠病毒，治疗费用和代价巨大。这就是一个典型的"防大于治"例子。

自由基是百病之源，随着抗氧化产品的普及，一定会让越来越多的人提高健康意识，改变生活习惯。由于抗氧化产品预防疾病的效果好且便宜，人人消费得起，这就给广大的消费者保健提供了条件。预计在不久的将来，人们服用抗氧化产品会变成一个日常消费习惯。

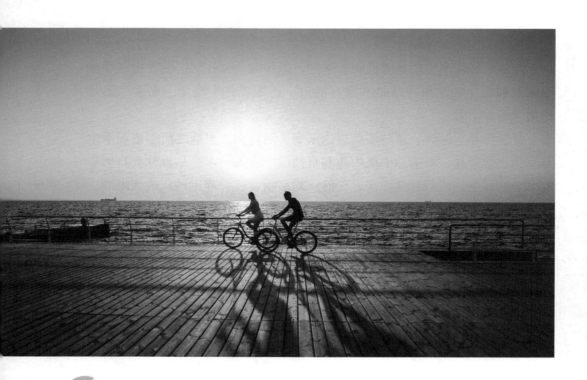

六、全民身体健康水平得到提高，将极大地减轻社会医疗负担

近十年来，中国的经济得到了飞速的发展，但全民健康水平却呈现下降趋势。2010 年，全国的医疗支出总费用是 1.99 万亿。2015 年几乎翻了一番，全国的医疗支出总费用达到了 3.88 万亿。2020 年全国的医疗支出总费用达到了 7.23 万亿，与 2010 年相比翻了 3.6 倍。2021 年与 2020 年相比，2021 年全国新增医院 1 040 所，床位增加了 26.5 万张。

如果人们养成天天服用抗氧化剂的习惯，得病概率将大大降低，全民的健康水平得到大幅提高，社会的医疗负担也大大减轻。

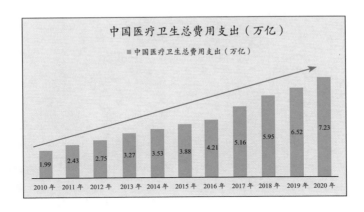

七、人类的平均寿命得到提高，将极大地推动社会发展

　　随着中国老龄化问题日趋严重，抗衰老成为重要课题。抗氧化就是抗衰老的必要手段，抗氧化工作做好了，身体健康了，人类寿命就会延长，知识回报期就会延长。我们可以想象一下，如果华罗庚、陈景润、钱学森、吴阶平、爱迪生、爱因斯坦、霍金、乔布斯等这些一流科学家的寿命得到延长，将会产生多少科研成果呢？将会给社会做出多大的贡献呢？毫无疑问，人类寿命和知识回报期得到延长，将会极大地推动社会向前发展。

一、本书是经 6 名专家共同编写而成，还有多人参与了编制工作，在此一并致谢。

本书是在中国林业与环境促进会森林生态颐养专家委员会、中国抗衰老促进会老龄工作委员会、中国健康管理协会抗衰老委员会大力支持下顺利完成的。

二、随着抗氧化研究的深入，将会有更新一代、功效更完善的抗氧化剂出现，我们期待抗氧化事业有更好的发展前景。

本书强调推广使用天然成分的抗氧化剂，禁止使用化学合成的抗氧化剂。

三、未经作者授权，本书内容禁止转载及使用。

附录一　抗氧化剂研究大事件

1912~1914年，由美国科学家Elmer McCollum和M.Davis发现维生素A。

1922~1924年，1922年发现、1924年命名为脂溶性维生素E，又称生育酚。

1907年，挪威化学家发现维生素C，1934年获得维生素C纯品。

1930~1931年，Karrer首先推断出β-胡萝卜素的结构。

1947年，法国波尔多大学博士马斯魁勒（Masqulier）发现花青素。

1957年，美国科学家法雷德利克发现辅酶Q_{10}。

1968年，美国科学家McCord和Fridovich发现超氧化物歧化酶（SOD）。

1985年，国际自由基生物学和医学学会成立。

1987年，中国自由基生物学和医学专业委员会成立。

1980年，葡萄籽提取物、蓝莓提取物出现，茶多酚被广泛研究。

1991年，美国医学博士Harumi Jyonouchi发表虾青素研究报告。

1998年，药理学家罗伯特·佛契哥特（Robert Furchgott）、药理学家路易斯·伊格纳罗（Louis Ignarro）、生物医学家弗里德·穆拉德（Ferid Murad）因发现了一氧化氮在心脏血管中信号的传递功能，获诺贝尔生理医学奖。

2003年，日本北海道大学研究虾青素的抗炎作用。

2009年，日本京都大学研究虾青素与肥大细胞的关系。

进入21世纪，在全世界范围内开展了虾青素产品的研发，虾青素在食品、药品、化妆品、饲料等行业得到广泛应用，"红色奇迹"席卷世界。

2015 年，举办了"红色奇迹抗氧化健康中国行"国际学术研讨会。
2016 年，中共中央、国务院印发《"健康中国 2030"规划纲要》。

"红色奇迹"来到中国

"红色奇迹——抗氧化健康中国行"公益活动正式启动

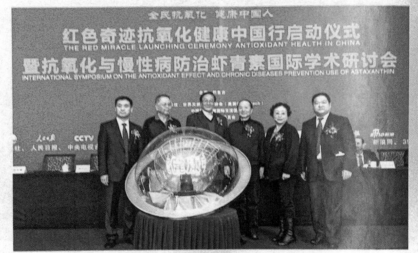

2015年11月21日，"红色奇迹——抗氧化健康中国行"在钓鱼台国宾馆正式启动

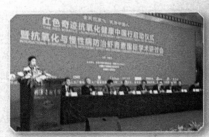
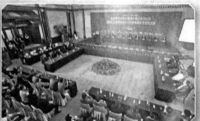

2015年11月21日，"红色奇迹——抗氧化健康中国行"启动仪式暨抗氧化与慢性病防治虾青素国际学术研讨会在北京钓鱼台国宾馆隆重举行。会议由世界天然虾青素协会、中国医疗保健国际交流促进会主办，中国医促会亚健康专业委员会协办。

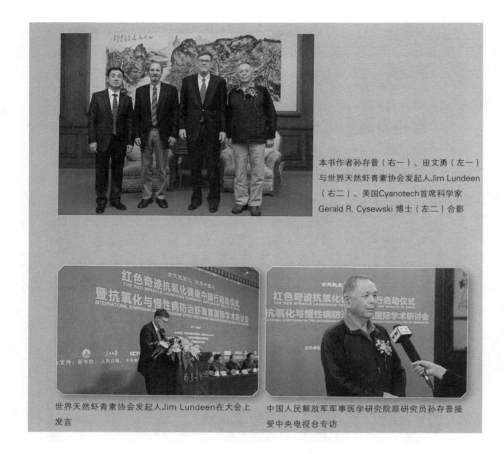

本书作者孙存普（右一）、田文勇（左一）与世界天然虾青素协会发起人Jim Lundeen（右二）、美国Cyanotech首席科学家 Gerald R. Cysewski 博士（左二）合影

世界天然虾青素协会发起人Jim Lundeen在大会上发言

中国人民解放军军事医学研究院原研究员孙存普接受中央电视台专访

附录二　有关抗氧化的报道

"红色奇迹——抗氧化健康中国行"拟3年走遍全国

2015-11-23 来源：央广网

央广网北京11月23日消息，记者（冯会玲）从召开的"红色奇迹——抗氧化健康中国行"启动仪式暨抗氧化与慢性病防治虾青素国际学术研讨会上了解到，"红色奇迹抗氧化健康中国行"公益项目计划在3年内走进全国31个省（市、自治区），通过有组织、有计划地开展健康讲座、健康咨询、技术培训、慢性病早期筛查、健康干预等多种形式，让群众掌握抗氧化防治慢性病的方法。

原卫生部副部长、中国保健协会理事长张凤楼在会上表示，慢性病已经成为当今世界"头号杀手"，每年造成 3 600 万人死亡，占全球死亡总人数的 60% 以上，慢性病防控形势非常严峻。他指出，只有把慢性病防控教育变成全民参与的健康教育工程，提高民众防范慢性病的意识，彻底改变不良生活方式，才能从根本上控制慢性病的蔓延。

原中国军事医学科学院研究员孙存普介绍说，第一代抗氧化剂是维生素 A、维生素 C 和维生素 E，第二代为 β 胡萝卜素、辅酶 Q_{10}、SOD，第三代抗氧化剂为花青素、葡萄籽提取物、蓝莓提取物、绿茶素、硫辛酸、番茄红素等，虾青素则是第四代抗氧化剂。研究发现，虾青素的抗氧化能力为维生素 C 的 6 000 倍、辅酶 Q_{10} 的 800 倍、维生素 E 的 1 000 倍、花青素的 200 倍。

来自美国的微藻科学家 Gerald R. Cysewski 博士在会上介绍说，虾青素属于类胡萝卜素复合物，1975 年确定了分子结构，直到 1990 年才发现其强大的抗氧化功能，当时被称为"超级维生素 E"。Gerald R. Cysewski 博士说，欧美国家规范使用抗氧化剂虾青素，以提高机体免疫力、抵抗炎症和防治多种慢性疾病，如心血管疾病、糖尿病、肿瘤等。因虾青素这种红色的天然物质对人体健康有明显益处，所以被誉为"红色奇迹"。

虾青素有天然和合成之分，二者在成分和功效上有显著差异。Gerald R. Cysewski 博士说，微藻是天然虾青素的重要来源，雨生红球藻作为虾青素最丰富的天然来源，在全世界范围内获得广泛认可。

2010 年，我国卫生部将雨生红球藻批准为新资源食品后，有关部门也迅速对其进行了全面检验。在经过了一系列上百次的严苛检验之后，发现雨生红球藻的虾青素含量丰富，没有任何毒副作用，而且国内尚无产品有类似功效，没有任何人工合成成分。天然虾青素产品被国家食品药品监督管理总局批准为保健食品，据了解，这是虾青素类首个进口保健食品。

本次会议由世界天然虾青素协会、中国医疗保健国际交流促进会主办，中国医促会亚健康专业委员会协办。来自美国夏威夷的世界天然虾青素协会牵头人 Jam Lundeen、美国虾青素科学家西苏斯基（Gerald R. Cysewski）博士及国内抗氧化与慢性病防治领域多位专家与会。

此篇报道《健康时报》和新华网进行了转发。

附录三　相关证明材料

BioAstin® 天然虾青素获得中国食品药品监督管理局批准的保健食品批号

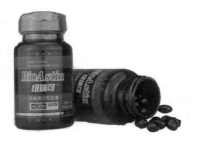

首个获批进口保健食品批号的虾青素产品纽瑞可 ® 百奥斯汀软胶囊，批准文号：国食健字 J20150005

BioAstin® 天然虾青素获得卫生部
新资源食品批准

中 华 人 民 共 和 国 卫 生 部
新 资 源 食 品 试 生 产 卫 生 审 查 批 件

产品名称	百奥斯汀虾青素SCE5
生产企业	美国西娅诺泰克有限公司
地　址	73-4460 QUEEN KAAHUMANU HWY#102 KAILUA-KONA, HAWAII 96740
审批结论	经审核，该产品符合《中华人民共和国食品卫生法》和《新资源食品卫生管理办法》的规定，现予批准。
批准文号	卫食新试字 (2007) 第0011号
批准日期	2007年11月14日
批件有效期	截止 2009年11月13日

No. 08000094

BioAstin® 天然虾青素获得的认证证书

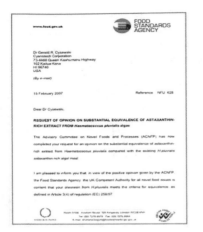

BioAstin® 获得欧盟新资源食品认证

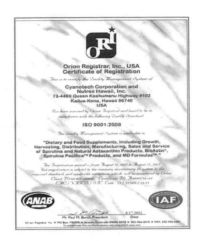

BioAstin® 获得 ISO9001:2008 认证

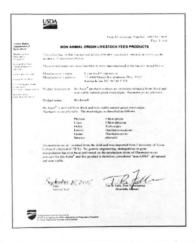

BioAstin® 获得美国农业部非动物来源认证

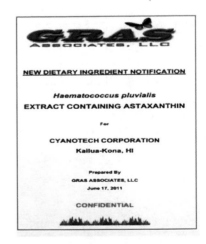

BioAstin® 获得 GRAS 认证

BioAstin® 天然虾青素获得的认证证书

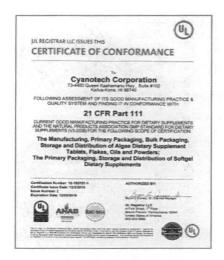

BioAstin® 获得 GMP 认证

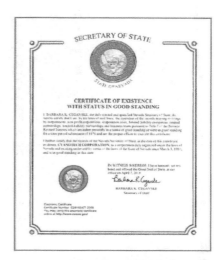

BioAstin® 获得良好信誉认证

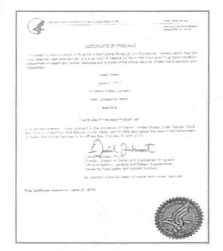

BioAstin® 获得 FDA 认证

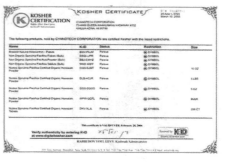

BioAstin® 获得犹太认证

发明专利证书

发明名称：海藻碘酸多糖的新用途

发明人：孙存普；颜文蕙；丛建波；吴可；先宏；张建中

专利号：ZL 00 1 20874.8 国际专利主分类号：A61K 31/737

专利申请日：2000 年 8 月 4 日

专利权人：中国人民解放军军事医学科学院放射医学研究所

授权公告日：2003 年 8 月 20 日

第 1 页（共 1 页）

证书号 第 120607 号

本发明经过本局依照中华人民共和国专利法进行审查，决定授予专利权，颁发本证书并在专利登记簿上予以登记。专利权自本公告之日起生效。

本专利的专利权期限为二十年，自申请日起算。专利权人应当依照专利法及其实施细则规定缴纳年费。缴纳本专利年费的期限是每年 8 月 4 日前一个月内。未按照规定缴纳年费的，专利权自应当缴纳年费期满之日起终止。

专利证书记载专利权登记时的法律状况。专利权的转移、质押、无效、终止、恢复和专利权人的姓名或名称、国籍、地址变更等事项记载在专利登记簿上。

局长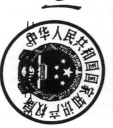

专利号

印化税局
（代用专用章）

国家食品药品监督管理局

药 物 临 床 研 究 批 件

原始编号：81030004
受 理 号：X0300658

批 件 号：2003L02600

药物名称	F-苷肽胶囊		
英文名/拉丁名	Fucoidan-Glycocalyx Capsules(F-GC)		
剂型	胶囊剂	申请事项	新药
规格	————	注册分类	中药第5类
申请人	中国人民解放军军事医学科学院放射医学研究所，烟台蓝森科技有限公司		
审批结论	根据《中华人民共和国药品管理法》，经审查，本品符合新药审批的有关规定，同意本品制剂进行临床研究。 　详见附件。		
主送	中国人民解放军军事医学科学院放射医学研究所，烟台蓝森科技有限公司		
抄送	中国人民解放军总后勤部卫生部，中国人民解放军总后勤部卫生部药品检验所，国家药品监督管理局药品审评中心		
备注			

2003年07月09日
药品注册专用章

卫生部艾滋病预防与控制中心

检 验 报 告

联 系 地 址：　100050 北京市宣武区南纬路 27 号
电　　话　　010-63165880
传　　真　　010-63179516
声　　明　　(1)本报告仅对送检样品负责
　　　　　　(2)送检样品在本中心保留期限为 1 年

三，结论：

1,褐藻多糖 I，II 在 MT4/HIV(SF$_{33}$)培养系在非毒性浓度下，可以完全抑制病毒所致的细胞变性效果。

褐藻多糖 I 的 CC$_{50}$>3.75mg/ml, IC$_{50}$ 3.75μg/ml,SI=1000

褐藻多糖 II 的 CC$_{50}$=937μg/ml, IC$_{50}$=3.75μg/ml, SI=250

2, 褐藻多糖 I，II 在 MT4/HIV1(SF$_{33}$) 培养系在非毒性浓度下，对病毒复制有一定的抑制作用。

褐藻多糖 I 的治疗指数 SI=250-62.5 （IC$_{50}$=15-60μg/ml，CC$_{50}$=3.75mg/ml）

褐藻多糖 II 治疗指数 SI=250-62.5 （IC$_{50}$=15-60μg/ml，CC$_{50}$=937μg/ml）

四，检测技术依据

(1) Pauwels, R., Balzarini,J., Baba,M et al. Rapid and automated tetrazolium-based colorimetric assay for the detection of anti-HIV compounds J. Virol. Methods, 1988,20:309-321.

(2) Viscidi R, Farzadegan H, Leister F, etal. Enzyme immunoassay for detection of human immunodeficiency virus antigens in cell cultures. J Clin Micro 1988;26:371-374.

检测者： *张** 核对者： *蒋岩* 审核者： *邝一鸣*

报告日期：1999 年 4 月 15 日

课题编号： 密级：

2	0	0	4	A	A	2	Z	3	3	4	1

国家高技术研究发展计划(863 计划)
课题任务合同书

课题名称：治疗艾滋病创新中药 F-苷肽的临床研究

所属专题：创新药物品种

所属主题/重大专项：创新药物和中药现代化

所属领域：生物与现代农业技术

课题委托方 （甲方）：中华人民共和国科学技术部

课题责任人 （乙方）：先宏 孙存普

课题依托单位（丙方）:中国人民解放军军事医学科学院
放射医学研究所

起止年限： 2004 年 6 月 至 2005 年 12 月

中华人民共和国科学技术部
二〇〇四 年 四 月

十一、合同签署：

甲方：

主题专家组/总体组组长签字：

年　月　日

盖章　　领域办公室负责人签字：

年　月　日

乙方：
课题责任人　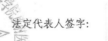

盖章　　法定代表人/自然人签字：

2004 年 5 月 9 日

丙方：
课题依托单位

盖章　　法定代表人签字：

2004 年 5 月 9 日

课题依托单位（丙方）上级主管部门

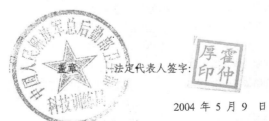

盖章　　法定代表人签字：

2004 年 5 月 9 日

硫酸海藻多糖在 2.2.15
细胞内对乙型肝炎病毒表面
抗原和e抗原的抑制作用

中国医学科学院
医药生物技术研究所

一九九九年三月

硫酸海藻多糖在2.2.15细胞培养内对乙型肝炎病毒表面抗原和e抗原的抑制作用

中国医学科学院 医药生物技术研究所

摘 要

硫酸海藻多糖是军事医学科学院研制的。为研究其抗乙型肝炎病毒的作用，本实验在乙型肝炎病毒基因转染的人肝癌细胞系2.2.15细胞中，研究其对细胞的毒性和对HBsAg和HBeAg分泌的抑制效果。三批实验表明：硫酸海藻多糖20mg/ml加入细胞培养8天对细胞半数中毒浓度TC50为16.32±0.65mg/ml，最大无毒浓度TC0为10mg/ml。最大无毒浓度10mg/ml时抑制细胞分泌HBsAg 64.26± 5.93%(P<0.001)，IC50: 4.26±1.04mg/ml；选择指数(SI)：4.00 ± 1.01。最大无毒浓度10mg/ml时，抑制细胞分泌HBeAg 58.69 ± 2.90% (P<0.001)，IC50:4.88±0.42，选择指数3.37±0.31。说明硫酸海藻多糖在2.2.15细胞培养中8天无毒浓度对HBeAg 和 HBsAg的分泌有明显抑制作用。

关键词： 硫酸海藻多糖 2.2.15细胞 HBeAg HBsAg

前 言

硫酸海藻多糖是军事医学科学院研制的制剂。为研究其抗乙型肝炎病毒的作用，本实验用硫酸海藻多糖在乙型肝炎病毒转染的人肝癌细胞

硫酸海藻多糖在鸭体内
对鸭乙型肝炎病毒感染的治疗效果

中国医学科学院
中国协和医科大学
医药生物技术研究所

一九九九年十二月

硫酸海藻多糖在鸭体内
对鸭乙型肝炎病毒感染的治疗效果

中国医学科学院中国协和医科大学
医药生物技术研究所

摘　　要

　　硫酸海藻多糖是由军事医学科学院放射医学研究所研制的抗肝炎药物,为验证其效果,在鸭乙型肝炎病毒感染鸭体内进行实验治疗,观察其毒性和抑制鸭乙型肝炎病毒复制的效果。实验采用一日龄北京鸭,静脉注射鸭乙型肝炎病毒,7天后分组,每组6只,硫酸海藻多糖实验用:25 50和100mg/kg,3个剂量组,腹腔注射1天2次,给药10天(Bid×10),并与阿昔洛韦比较,100mg/kg作阳性对照,同时设病毒对照组,以生理盐水代替药物。给药前(T0),给药后第5天(T5)和10天(T10)及停药后3天(P3)取血,分离血清,同时进行斑点杂交,测定鸭血清DHBV-DNA的OD值。计算血清DHBV-DNA抑制%,观察药效。每批实验给药物后血清DHBV-DNA的OD值与给药前比较,给药组与病毒对照组比较,重复三批。结果分别按配对分析和成组分析作统计学处理,判断效果。实验表明:硫酸海藻多糖大剂量组100mg/kg腹腔注射给药,1天2次10天,无毒性。按配对统计分析,第一批实验100mg/kg,给药后第5天(T5)和10天(T10)治疗组鸭血清DHBV-DNA显著下降,停药后3天有反跳。50mg/kg组,给药后第5天(T5),停药后3天,治疗组鸭血清DHBV-DNA显著下降,有非常显著的意义。25mg/kg组腹腔注射给药无效。第二批实验100mg/kg,给药后第5天(T5)和10天(T10)治疗组鸭血清DHBV-DNA有非常显著下降,50mg/kg组,给药后第10天(T10),治疗组鸭血清DHBV-DNA有非常显著下降。第三批实验,100mg/kg组,给药后第5天(T5)和10天(T10)治疗组鸭血清DHBV-DNA有非常显著下降,按成组统计分析,三批实验,给药后第5天(T5)和10天(T10),1天2次10天,与对照组比较,能显著地降低DHBV感染鸭血清DHBV-DNA水平。50mg/kg组,鸭血清DHBV-DNA,两批实验,有一定的抑制作用。25mg/kg组,效果不佳。有剂量反应关系。

关键词：鸭乙型肝炎病毒(DHBV),鸭乙型肝炎病毒 DNA(DHBV-DNA),

　　　　硫酸海藻多糖,　　阿昔洛韦(ACV)

前　　言

　　硫酸海藻多糖是由军事医学科学院放射医学研究所研制的抗肝炎药物,为验证其体内抗肝炎病毒作用,本实验采用鸭乙型肝炎病毒感染雏鸭腹腔注射硫酸海藻多糖进行治疗,观察其对鸭血清鸭乙型肝炎病毒 DNA 水平的影响,并与阿昔洛韦作比较。